腸が変われば人生が変わる

驚異の腸内フローラ

田中保郎 著

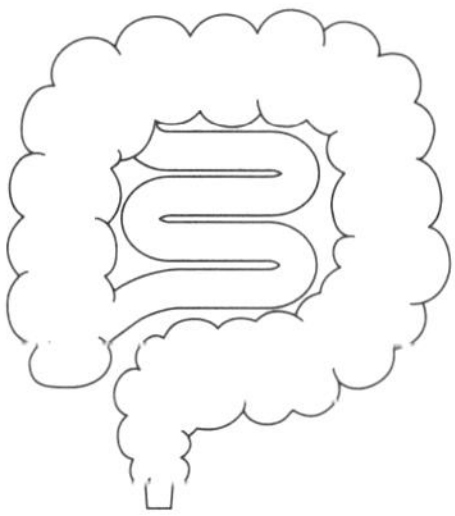

Written by Yasuo Tanaka

Published by Bunkasha
ぶんか社

［装幀］安藤公美（井上則人デザイン事務所）
［イラスト］小泉マリコ

まえがき

まさか、これほど急激に「腸内フローラ」という言葉が、世の中に浸透するとは想像もしていませんでした。恐らく、ほんの数年前にこの言葉を出したら、ほとんどの人は何の意味かまったくわからず、どこかの製薬会社が作った新しい腸の薬と錯覚したのではないでしょうか。

人の腸の壁にびっしりと張り付いた腸内細菌。その数は一人につき100兆個とも1000兆個ともいわれ、種類も確実に300以上は存在している、とされていますが、まだ本当のところは、いったいどれだけあるのか、はっきりはわかっていません。

全体の重さは1キロ以上。肝臓や脳の重さに匹敵します。

そして、彼らはまるで腸の中に、お花畑（フローラ）のようにグループを作って生息しているところから「腸内フローラ」と呼ばれているのです。

これから、詳しく語るわけですが、この腸内フローラが、体の中で驚くほどの大活躍をしていることは近年の研究によって少しずつ明らかになってきました。外敵から体を守る免疫力をアップさせるもとになっているばかりでなく、「心」をコントロールするための重要な役割を果たしたり、なんと老化の防止や糖尿病やガンを予防するためにも働いていることがわかってきました。

テレビの報道などによって、ここ1、2年で、ようやく数多くの人たちが「腸内フローラ」の偉大さを知るようになりました。

しかし、実はすでに、私は10年以上前にそれに気付いていた、というより気付かされていたのです。

もともとは、外科の臨床医として約30年過ごした私ですが、臓器移植は出来ても、たくさんの人が苦しむアトピーや喘息は治せない西洋医学に限界を感じ、東洋医学に強い関心を持った時に、ある言葉と出会ったのです。

それは、江戸時代の漢方医・吉益東洞《よしますとうどう》の、

「万病は腹に根ざす。これをもって病を診るには必ず腹を窺《うかが》ふ」

つまり、お腹こそが体の根本であり、病気を治療しようとしたら、まずお腹を診なさい、というわけですね。

この言葉に啓発された私は、東洋医学の医師として、「腹診」、つまりお腹を触ることで患者さんの状態をチェックし、漢方薬などによって病気の治療を行うようになりました。

すると、驚くような結果が次々と出てきました。

アレルギーはもちろんのこと、頭痛も、うつやパニック障害、パーキンソン症候群やアルツハイマーにいたるまで、お腹、特に腸の状態を整えてあげれば、次第に改善していくではありませんか。

すべてではありません。いくら力を尽くしても、なかなか良くならない患者さんもいます。

ただ、それまであちこちの病院で診てもらってもちっとも良くならず、半ば諦めていた患者さんが、腸を整えたら良くなっていく症例がとても多かったのです。

登校拒否で家庭内暴力を振るう少年を、脳ではなく、腸だけ診続けて、普通に学校に通えるところまで治療できたこともありました。

最初は不思議でした。

ですが、腸内フローラの働きを意識するようになって、だんだん納得するようになっていきました。「どうやら彼らには、人間の体と心をコントロールする、とてつもないパワーがあるらしいぞ」、と。

そこで、私は「脳よりも、まず大事なのは腸」と言いはじめました。臨床医としての実感でした。

ほとんどの人が耳を傾けてくれませんでした。反応は、「そんなバカな」でした。

近年、ようやく、腸内フローラが人に「生きがい」や「安らぎ」を与えるセロトニンや、「やる気」を生むドーパミンを合成するもとのビタミンを生み出し、その働きが弱まると「うつ」などに陥りやすい、というのが常識になってきました。

健康でいるためにも、いつまでも体を若く保つためにも、元気な腸内フローラが不可欠なのもわかってきました。

時代は変わっているのです。

やっと腸内フローラは、その働きに見合った評価をされるようになってきたのです。

嬉しいです。

でも、もっともっと皆さんが腸と腸内フローラの驚異的な力を知り、健康で幸せな日々を送るために彼らを大切にしてあげてほしい。

そう願って、この本を出しました。

目次

第二章 腸内フローラが作り出す偉大なる力 55

第三章　こうすれば腸内フローラは、強くたくましくなる！……食事編　109

第一章

腸内フローラって、いったい何？

動物の体の原点は「腸」

動物の体の中で、最初に生まれた臓器は何か、ご存知ですか？

心臓でも脳でもありません。腸なんです。

動物の進化系の原点ともいえるヒドラやイソギンチャクのような腔腸動物には、口と肛門の区別がない原始的な「腸管」があって、外から体を支える組織と、内部にある腸管とで体が出来上がっているのです。

それが、進化の過程で、だんだん腸だけですべての仕事を果たすのが難しくなって、肺や胃、肝臓、すい臓など、いろいろな臓器が次々と分化していきました。

脳だってそうです。

ヒドラを例にとれば、もしお腹が空になったら、エサを取る指令が腸管から触手を動かす神経叢《そう》に出されます。要するに、腸管がヒドラの行動をコントロールしている司令塔なのです。で、この神経叢が、やがて「脳」に進化していったのですね。

会社でいえば、腸が「本店」であって、脳は「支店」。腸は、かつて考えられたような、ただ食物の栄養や水分を吸収、消化して、排泄物を作って外に出すだけのところではなかったのは明白です。

昔の人も、その腸の重要性に気が付いていたのでしょう。「腸（はらわた）が煮えくり返る」「断腸のおもい」、あるいは「腹が立つ」「腹の虫がおさまらない」といったような、「腸」「腹」の字を使って心の動きを示す言葉はとてもたくさんあります。

「人の心は、脳ではなく、腸にある」

これが、私の長年の持論でもあります。

心だけではありません。外から来る有害物質を撃退する免疫機能についていうと、腸を中心として口から肛門にいたるまで続く「腸管」には、体全体の免疫細胞の約7割が集結しているらしい。

人間の心と体の両方をコントロールして、うまくバランスをとりながら健康を維持していこうと動いているのが腸なのですね。

そこで私は、腸を植物の「根っこ」にたとえて考えてみることにしました。腔腸動物をイメージしていただければ、よくわかりますよね。栄養分を吸収して、すべての体の働きの「原点」となっている部分。まさしく「根っこ」です。

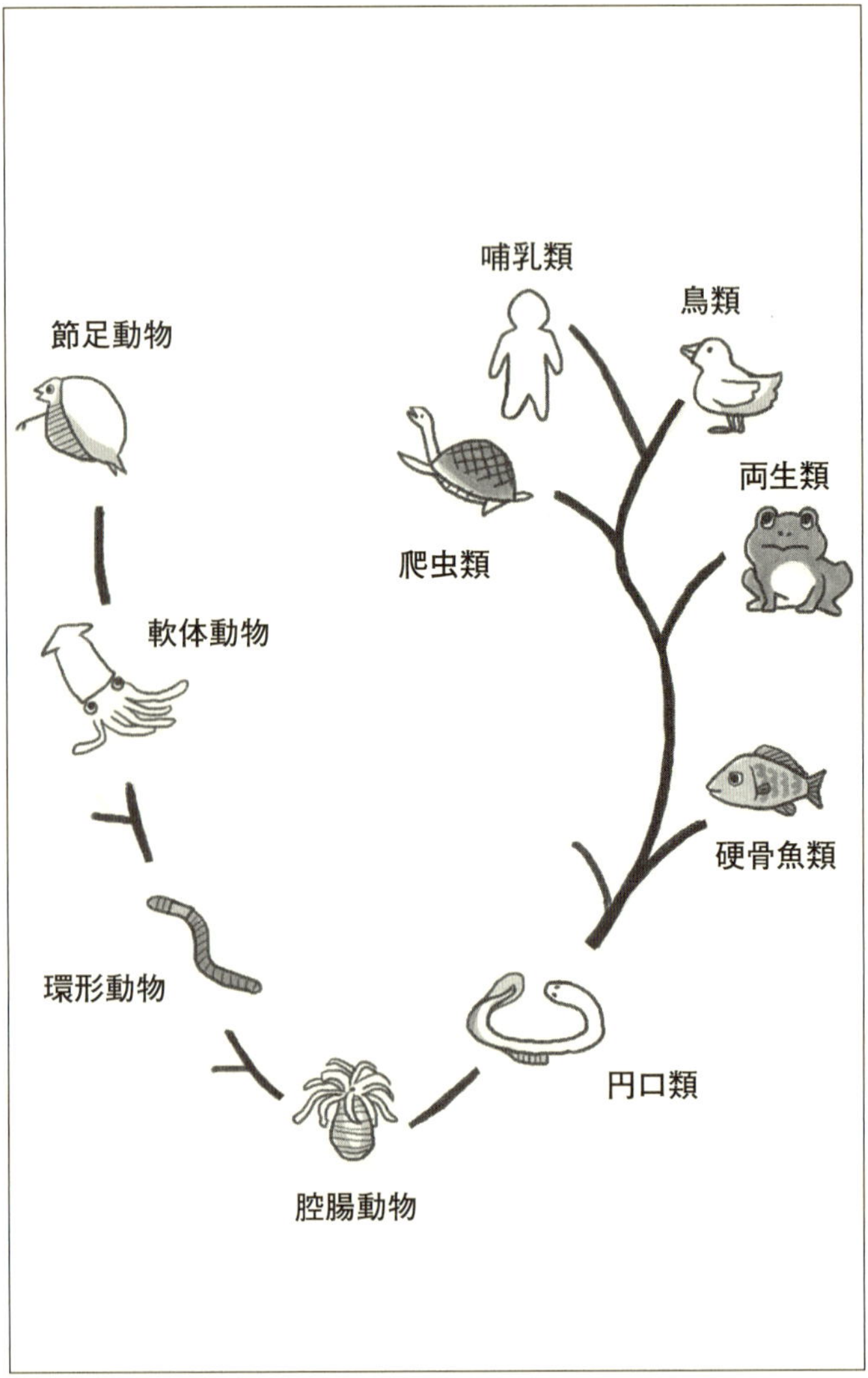

■図１　動物の進化の系統樹

もし病気の人の治療をするなら、この根っここそ治していくべきなのではないか？

仮に、ある草の花が枯れていたり、おいしい実がならなかったりしたら、どう対処したらいいと思いますか？　花が枯れたら花を診、葉っぱが枯れたら葉っぱを診る、それでどう治していこうかと考えるのが、今の一般的な医学なのです。

でも、それだけで本当にいいのか？

たとえば花粉症に悩んでいて、鼻水ばかりが出るから鼻を治療して、目がかゆいから目を治療して、で、それで治るとは皆さん、思わないでしょ。

私は、まず「根っこ」を治してあげるべきだ、と考えました。草だって、根っこがしっかりしていれば、また花や実を作ることだってできる。でも、根腐れしてしまっては、もう何もできません。

現実に、根っこである腸の状態をよくしていくと、鼻でも目でも、手足の痛みでも、改善されていく様子をたくさん見てきたのです。

ただし、その根っこだって、一生懸命に根っこだけ整えていればいいわけではありません。植物でも、土壌の様子をチェックしたり、気温などの周囲の環境に気を配ったりします。どんな肥料を与えればいいのか、囲いを作って、土を踏みつけないようにしたらいいのか、も考えます。

人間の体でいえば、食事や、日常生活などがつまりそれに当たるのです。

腸は「ぬか床」。その中で働きまくるのが腸内フローラ

長年、腹診によって患者さんの腸の状態を診てきた私は、腸が、「あるもの」ととても似かよっているのに思い当たりました。

その「あるもの」とは「ぬか床」です。キュウリやナスをはじめ、様々な野菜を漬けて発酵させた「ぬか漬け」を作り、保存食として食べられるようにするのと同時に、独特のおいしさを引き出します。

その「ぬか床」で起きている「発酵」という現象は、微生物が様々な有機物を分解、変化させて、私たちに役立つ物質にしてくれることです。たとえば酵母菌が糖分をアルコールと二酸化炭素にするアルコール発酵のお陰で、私たちはお酒を飲めるわけです。「ぬか床」ならば、乳酸菌が糖を分解して乳酸を生成する乳酸発酵が起きています。

この場合の酵母菌や乳酸菌は、「細菌」の一種には違いないですが、いわゆる病原菌と違って、私たちに良いことをしてくれる菌です。

腸の中に住みつく腸内細菌たちも、この「ぬか床」の中にいる菌と同じように「発酵」を行っているのです。体の中に入ってきた食べ物の中でも、消化酵素では分解できない繊維物質やたんぱく質、糖質を分解して、体のためになるものに変えてくれるのです。

だから「ぬか床」が上手につかればおいしく発酵した、健康にいい漬け物が出来、漬かり方が悪いとおいしくなくて体にもあまり良くない漬け物になるように、腸の状態も、発酵の役目を果たす腸内フローラ次第で良くも悪くもなります。


では、この腸内フローラの仕組みなのですが、最近はテレビのＣＭなどで、やたらと乳酸菌とかビフィズス菌とかの名前が出てきますから、恐らく「善玉菌」「悪玉菌」といった単語は耳にされたことがあるでしょう。

乳酸菌やビフィズス菌は「善玉菌」の一種で、人が健康でいられるための物質を生成してくれる菌たちです。

一方で、ウェルシュ菌、大腸菌などは「悪玉菌」と呼ばれます。増えすぎると体内で健康を害する活動を始める菌で、たとえば消化しきれないたんぱく質を腐敗させて有害な毒素を生成したりします。この毒素は、ガンを誘発したり、老化を促進させたりする危険もあります。

要するに、いい「ぬか床」ならば善玉菌が多く、悪い「ぬか床」には悪玉菌が多い、と言ってしまえば簡単です。

しかし、だったら悪玉菌はすべてなくしてしまえ、と決め付けてはいけません。

人間の体にはほどよいバランスが大切なのです。車にたとえるなら善玉菌がアクセルで、悪玉菌はブレーキのようなも

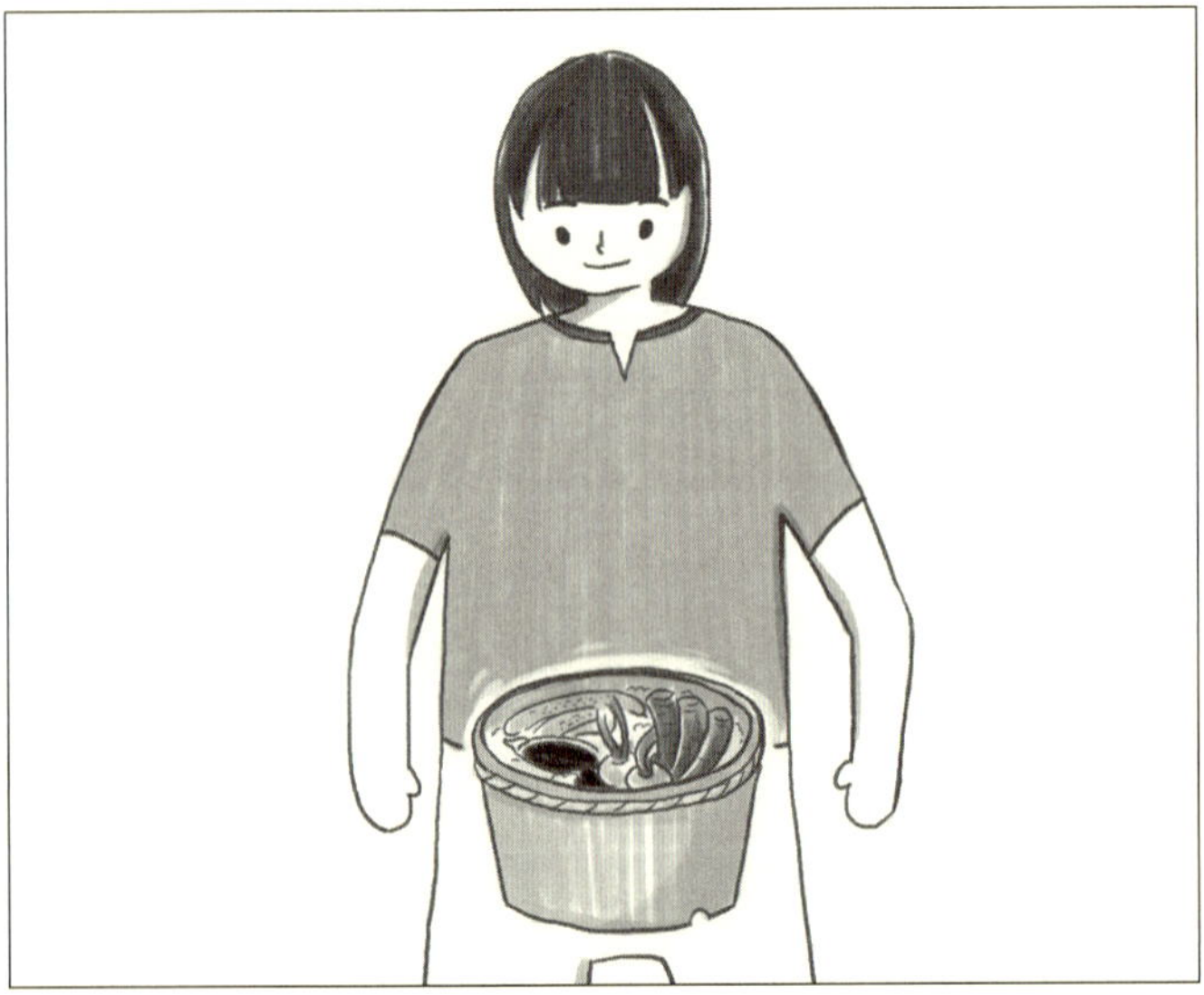

■図2　腸は「ぬか床」なのだ

のなのです。車だって、両方がうまく生かしあってこそ、スムーズに動きます。それに悪玉菌といっても、別に健康で、腸のバランスがいい状態に保たれていれば、大人しくしているのです。暴れるのは、バランスが崩れて、善玉菌の数が大幅に減った時だけです。

第一、悪玉菌が、もし腸に大きな害を及ぼす病原菌だとしたら、既存の菌がよってたかって排除しようとするのに、とにかく共生していますよね。一説には、善玉菌では腸から追い出せない病原菌を、悪玉菌が処理してくれるケースもあるともいわれているし、悪玉菌が生み出した代謝物が善玉菌のエサになっている、ともいわれています。本当は「仲良し」なのではないか、との見方があるのです。

クラスの優等生と不良が実は仲良しだった、なんて、テレビの青春ドラマみたいですね。

忘れてはいけません。善玉菌、悪玉菌以外にももう一つ、「日和見菌」があります。レンサ球菌、バクテロイデス菌などがこれなのですが、性格はまさしく「日和見」。そのときどきで、優勢な側につくのが特徴です。

腸の調子が良好なら、善玉菌と一緒になって、せっせと体にいい成分を作り出してくれますが、悪化したら、たちまち悪玉菌と共闘して、毒素を生み出したりもします。だから、腸のバランスのカギを握るのは、この日和見菌でもあるのです。

健康な腸なら、善玉菌が全体の2～3割、悪玉菌が1割程度、日和見菌がその残りを占めます。つまり、善悪どっちつかずの菌が3分の2以上なのです。

善玉菌の代表・ビフィズス菌と乳酸菌

ビフィズス菌と乳酸菌といえば、腸内フローラの中でも、善玉菌の代表選手です。この二つの菌も、テレビCMのみならず、健康番組などに頻繁に登場するので、皆さんには、もうおなじみでしょう。

どちらも腸内環境だけでなく、いくつものビタミンを生成して、心身のバランスも整えてくれる大切なものです。働きも似かよっているため、「ビフィズス菌は乳酸菌の一部」ととらえるのが普通ですが、はっきりとした性格の違いもあり、ここは「別のもの」として分けておきましょう。

両者は、腸の中では別の場所に住み分けていて、数もまったく違います。ビフィズス菌は、成人ですと腸内フローラのうちの約1割を占めて、善玉菌の中でも最大勢力です。一方、乳酸菌はその100分の1とも1000分の1ともいわれるくらいしか存在しません。

ビフィズス菌は乳酸、酢酸などの有機酸を生成して、悪玉菌の増殖を防ぎ、腸内環境を整えるための様々な能力をもっています。ことビフィズス菌が作り出す酢酸には強い殺菌力があって、整腸に効果的です。

また、ビタミンB群を作り出すのも知られていますね。

現在までに人だけでなく、ウシ、イヌ、ネコなどの腸内にも数十種類のビフィズス菌が見つかっていて、人の腸内でも、わかっているだけで10種類以上は発見されています。

実はこの菌、19世紀末にフランスの研究者によって発見されたのですが、彼が発見したのが、何と母乳で育てられていた乳児からだったのですね。

そこからもわかるように、このビフィズス菌、乳児のときに最も数が多くなり、母乳で育った乳児などは腸内フローラのほとんどがこの菌、という状態になります。

しかし年を取るごとに減っていき、高齢者になるときわめて少ない数になっていきます。

子供を健康で大きくするために働いている菌、といえるかもしれませんね。

酸素があるとうまく生育できない性質もあります。

乳酸菌についても触れておきましょう。

この「乳酸菌」も、ある一つの菌の名前ではなくて、糖を分解して乳酸を作り出す菌全体の総称なのです。だから、酢酸とともに乳酸も作るビフィズス菌も同じ仲間、という言い方も成り立つわけです。

でも、ビフィズス菌が主に人や動物の腸内に住み着いているのに対し、こちらは発酵食品の中をはじめ、自然界に広く分布しています。酸素があっても生育できる点も、違いますね。

すでに発見されているものだけでも数百種類あるといわれ、よく知られているのがラクトバチルス属の菌たちです。人の腸の中だけでなく、手軽に食べられるヨーグルト、チーズ、漬け物などの中にも数多く含まれています。

彼らの働きはとても多様で、なかなか簡単には語れませんが、腸内にあっては、大量の乳酸を作り出すことで中を酸性にし、腸内環境を整えることがまず第一といえます。その結果として便秘や下痢も改善し、免疫力アップなどの効果ももたらしてくれます。

とにかく、腸内環境の改善のためには、彼らをどう増殖させるかが大事なのです。

腸内フローラは、外から来る病原菌から体を守る「ガードマン」

今までも、しばしば「免疫力」が出てきましたね。

侵入してくる病原菌、ウィルス、あるいは体の中に自然発生する悪性の細胞などを発見し、攻撃し、病巣を掃除したり、傷口を治したりして、元通りの体を維持する力のことをいいます。

この免疫にかかわる器官は、かつて骨髄や胸腺、脾臓などがクローズアップされてきましたが、最大の免疫器官こそが腸を中心とした「腸管」なのです。

白血球の一つで、ウィルスなどを攻撃する免疫機能をもつリンパ球や、やはりウィルスなどにとりついて侵入を防ぐ働きをもつ抗体のなんと3分の2は、その「腸管」で作られているのです。

これを、腸管免疫系と呼びます。

なぜ腸管にそれほど多くの免疫システムが必要なのかといえば、有害物質は、腸の粘膜から侵入されることが最も多いからです。

口から入ってくる飲食物には、だいたい数多くの細胞やウィルスが含まれています。腸で栄養分を吸収する際に、有害物は排除しなくてはいけません。

また、正常な人でも、毎日、3000～4000個のがん細胞が発生しているといわれていて、生じる場所のほとんどが

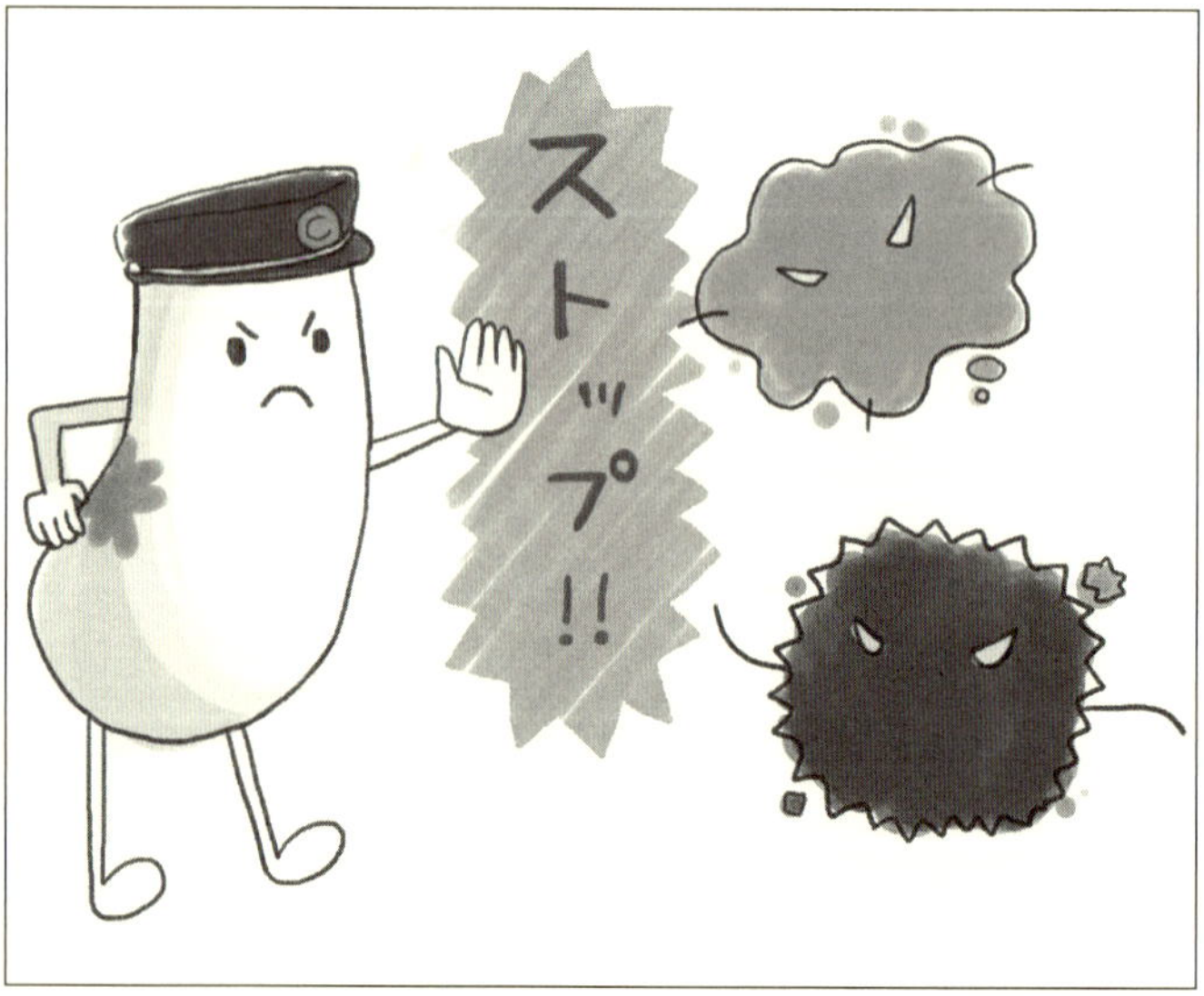

■図3　腸内フローラは、外的から体を守る「ガードマン」

腸内の粘膜なのです。

こうした有害要素を素早く察知し、攻撃、排除するために、年内無休で腸と腸管を守り続けなくてはいけません。

腸の粘膜の表面積は全身の皮膚の約２００倍ともいわれています。それくらい複雑なヒダヒダがあるのですね。それで飲食物に含まれる栄養分を吸収しつつ、病原菌などについては、その感染を防ぐために吸収を避けて、便として体外に排出しなければいけません。

ですから、血液中を流れるリンパ球の多くが腸に集まっているのは当然で、腸の粘膜やヒダに集まってできたリンパ組織がパイエル板です。

腸管に入った病原菌などは、そのパイエル板や腸管上皮間リンパ球などの免疫組織によって攻撃されます。そして、この腸管免疫系を刺激して、免疫力を高めてくれるのが腸内フローラの中の乳酸菌などの善玉菌なのです。

より具体的にいうと、まず腸管の上皮細胞を腸内フローラが覆って、病原菌の侵入を防いでくれるのです。いわば、ちょうど頭蓋骨が脳を守っているように、腸内フローラが腸管を保護している、ともいえますね。

腸内フローラは、外から来る有害なものから体を守る「ガードマン」なわけです。

さらに腸内フローラが作り出す乳酸などが、腸内を酸性に傾けることで病原菌の繁殖を防いでいるのは、前にも書きました。

だからこそ、腸内フローラのバランスがなんらかの原因で崩れてしまうと、この免疫力が落ちて、発がん性が高まったり、腸管で炎症が起きやすくなって、体全体の健康が損なわれたりもします。

腸内フローラは、自分で体の悪いところを治す「自然治癒力」を作る工場

人間の体には、外からやってくる外敵や、体内で生まれる敵を倒そうとする「免疫力」とともに、自分の力で、病気や傷を治してしまったりする「自然治癒力」も備わっています。

たとえばケガをしても、やがて血も止まってかさぶたができて、傷がだんだん消えていったり、日焼けした肌がまた元の肌に戻っていったりしますね。軟膏などの薬は

傷の治りをはやくしてくれるかもしれませんが、皮膚をくっつけてくれるのは、この自然治癒力です。

それに風邪をひいて熱が出ても、汗をかいて熱を発散させて体を正常に戻そうとします。髪の毛や爪が切ってもまた伸びてくるのも、自然治癒力の一種と考えてもいいかもしれません。

体に有毒な物質が入ってくると吐いたり、下痢をしたりして排除する腸の機能は「免疫力」のところで紹介するのですが、これもまた自然治癒力のひとつと見てもいいでしょう。

ですから、免疫力と自然治癒力は、時にほぼ同じようなものとしても語られますが、実際のところは、体に備わった自然治癒力のひとつが免疫力だといっていいでしょう。

この自然治癒力、人間なら誰にも備わっているものです。

では、腸内フローラの、ことに善玉菌は、バランスが崩れた状態、要するに「病気」の体を、どのような形で健康体に戻すのに貢献しているか、あげていきましょう。

まずは、糖や脂質の代謝の活性化ですね。糖分、コレステロールや中性脂肪などの脂質の消化、吸収をコントロールして、余分なものを排泄するために働くのです。ですから、あとで詳しく触れることになりますが、血糖値を下げて、糖尿病を予防したり、肥満になりにくい体を作るのも、彼らの役割の一つなのです。

体を整えるホルモンやビタミンの生産にも関与しています。

ビタミンの例をあげれば、腸内細菌は、ビタミンB1、B2、B6、そして、葉酸、パントテン酸、ビオチン、ナイアシンというビタミンB群、さらにビタミンKを合成する能力を持っています。

ビタミンB12などは、不足すると、末梢神経障害を起こし、うつ、物忘れという脳の障害まで引き起こすことが分かっていますが、それも作っているのは腸内フローラなのです。

腸の蠕動《ぜんどう》運動の活性化も、腸内フローラが手助けしています。

「便秘」はあらゆるものの大敵で、悪玉菌が増殖し、体も心も蝕んでいきます。引きこもりで、家庭内暴力を行っていた少年の話も前にしましたが、彼もひどい便秘でした。その症状が治った途端、まずピタリと家庭内暴力がおさまりました。

認知症にも、便秘は強く関わっている、と私は考えています。

その便秘の最大の要因が、便を肛門まで運んでいく蠕動《ぜんどう》運動の低下です。逆にいえば、蠕動《ぜんどう》運動さえ回復すれば、便秘はよくなり、体の各部の健康度もアップするわけです。

各種臓器の機能の活性化や保全にも、腸内フローラは関与しています。

腸内フローラの中には、肝臓や腎臓、脳などの働きに関係して、その機能を生かすために働く菌がたくさんいるのです。

まだ研究中の部分も多いのですが、これからも、腸内フローラが自然治癒力を作り出している大切な工場だと教えてくれる新しい発見は次々に出てくるでしょう。

動物の進化とともに成長し、人間ともずっと共生してきた腸内フローラ

人間と腸内細菌の関係を一言であらわせばマンションの「大家さん」と「店子」のようなものといえるでしょう。

「大家さん」が部屋を提供する代わりに、「店子」は家賃を払う。そうしたギブアン

ドテイクの関係が人の体と腸内フローラとの間にも成立しているのです。もっというなら、「もちつもたれつ」でもいいでしょう。

こうした間柄は、ともに生きるところから「共生」とも呼ばれています。

腸内細菌との共生は昆虫なども含めた多くの生物がとっているやり方で、自分の体内に細菌を住まわせ、彼らが作り出す栄養素をうまく使いながら餓えを克服して、しぶとく生き延びる動物たちも少なくありません。

人は食物の摂取を通して腸内細菌にエサを与えて育てます。その代償として、彼らもまた人間が生きるために必要な栄養の一部を生産したり、腸の中の人体にとって大事な細菌バランスを整えたりします。

ですから「一蓮托生」の間柄ともいえるかもしれません。「大家さん」である人間の体が健康であれば腸内細菌も正常に働き、日常生活の乱れなどで不健康になっていけば、腸内も悪玉菌が増えて病気になってしまう。

どちらか一方が好調で、もう一方が不調、はありえないのです。

地球の長い歴史をふりかえってみても、菌はそのはじめから存在したと見られています。

大したものですね、何十億年もずっと絶滅せずに生き残っているのですから。

それで、腔腸動物のような、内臓といっても腸しかない生物があらわれた時にも、ちゃっかり、その腸の中に住み込み、食べ物の取り込みから吸収、排泄にいたるまでの作業を手伝っていくかわりに、エサを分けてもらい、快適な生存環境を与えてもらうようになったのです。

やがて動物は進化していき、臓器も分化していきます。すると腸内フローラの側も、そのたびに新しい機能を備えて、「大家さん」のために役立つようにバージョンアップしていくのです。

かえって、進化すればするほど彼らの働きなしには健康を維持できなくなっているほどです。例をあげるなら、ビタミンB群やビタミンKは、人間の体では作れませんが、腸内フローラなら作れます。端的に言えば、それらを腸内フローラにアウトソーシングしているのですね。自前の消化力では消化しきれず、腸内フローラに消化の仕事を「丸投げ」しているケースもあります。

それを拒否もせずに、黙々とこなしているところが腸内フローラの偉さでしょうか。

「共生」というからには、彼らは決して、心臓、肝臓、すい臓といった臓器のような、「大家さん」である人間の体の一部ではありません。別の生き物、つまり「異物」です。

どうも、自分の体の中に「異物」が住んでいると思うと、ちょっと気持ち悪いですよね。まるで寄生虫かなんかのようなイメージが浮かんできます。「寄生虫は決して不気味でも、人体に悪影響ばかり及ぼすわけでもない」と主張する方もいるようなので、このたとえがいいのかどうか難しいですが、「異物」なのは事実だから仕方ありません。

しかし人類の歴史どころではなく、この「共生」は、何十億年も前から続いていることなのです。いってみれば「大家さん」はころころ変わっても、「店子」の方は、ずっと昔からいたベテランばかり。

お腹の中に住み着くなんて気持ち悪いから出てってくれ、と言ったって、そう簡単に出ていくものではありません。第一、彼らがみんないなくなったら、人間は免疫力も自然治癒力も失って、早々に死んでしまうでしょう。

そして、実験によって、人間の体内にある腸内フローラは人間のためにだけ働くのもわかってきました。たとえマウスの腸内細菌を人間に移しても、きちんとは機能しないのです。生物の進化に合わせて、腸内フローラも進化しているのですね。

人間の腸管は体外に続く一本のつながった管であり、体内とは、厳密にいえば、その管の外側です。腸内フローラは、腸の内側の表明にビッシリと付着しているわけですから、体外といえば体外です。

だから、彼らは人間に従属しているわけではありません。「家来」ではなく、人間の「仲間」なのです。

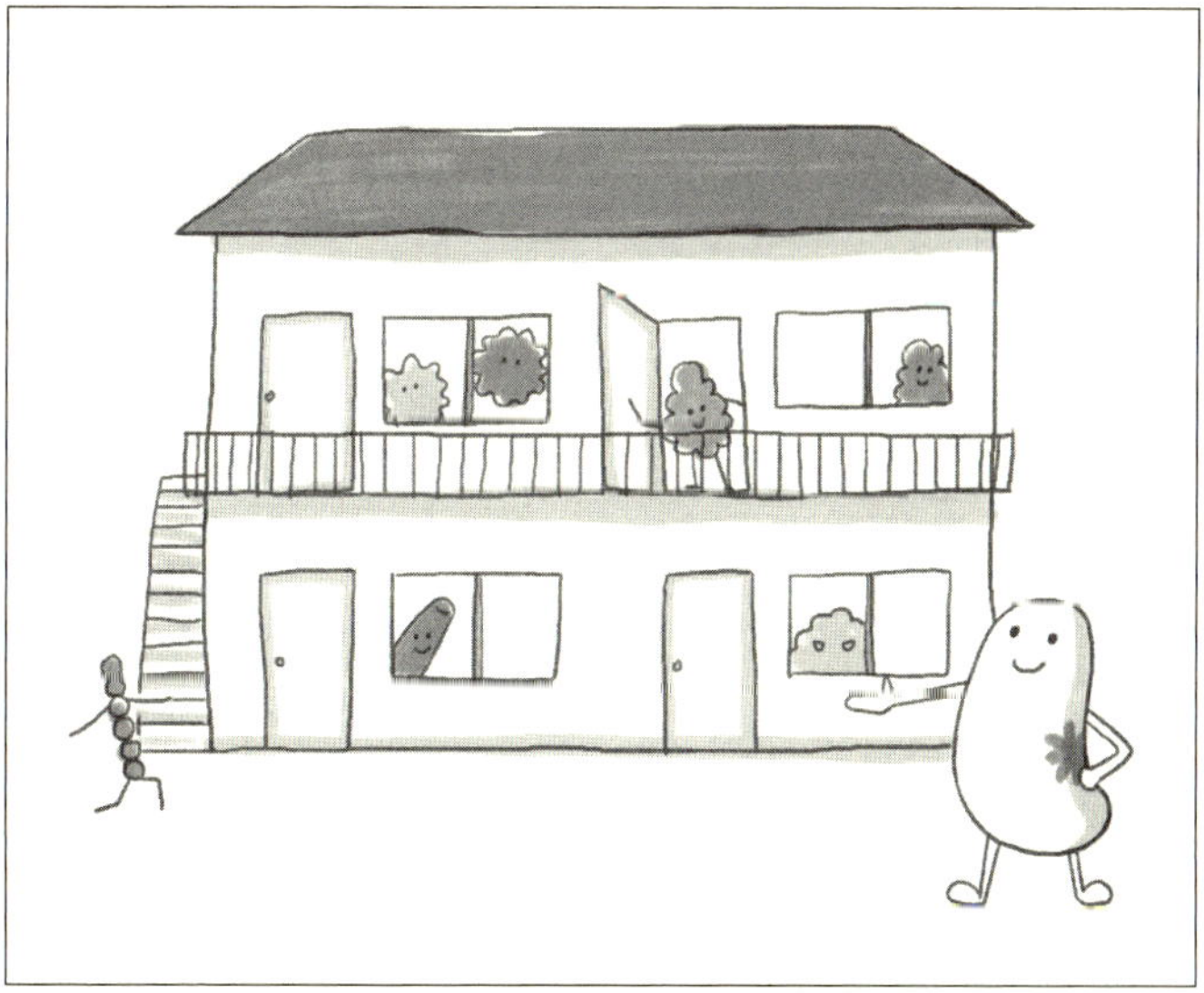

■図4　人と腸内細菌とは「大家さん」と「店子」

脳ではない！　人の「心」をコントロールしているのも腸内フローラ

「心身」の「心」と腸内フローラとの関係についても、少し細かく語ってみたいと思います。ただし皆さん、その前に、私の質問の答えをお考えください。

「心」と「精神」、この二つには違いがありますか？

さて、どうでしょう。「心の病」といわれている「うつ」も、病院に通うとしたら、まずは「精神科」に行きますね。となると、「心」と「精神」とは同義語なのではないか、と答える方も多いでしょう。

私の考えは、「違う」です。

「精神」は脳が司ります。脳のコントロールによって人間の考えや行動を決めていくのが「精神」。その一方で、「心」はもっともっと深いものではないか。脳だけではなく、内臓にも、手や足にも、体全体に「心」はある、と私は信じています。

だからこそ、「体の根っこ」にあたる腸は、「心」全体と密接な関係にあるのです。

たとえていえば、脳はテレビの受像機のようなものではないか。送られてきた電波をキャッチして、それを見る人に番組として提供する、ハード部分です。

一方で、腸は各地から送られてきた情報をまとめて、電波で送る放送局のようなものではないか。つまりソフト部分です。

だから、「精神病」とは、脳という受像機のハード機器の故障です。代表例が統合失調症でしょう。電波で与えられたソフトが受像機器の中でうまく整理できずに、頭が混乱してしまった状態。これは「精神科」の担当です。

「心の病気」は、そうはいきません。体全体のバランスの崩れが原因なのですから。特に、司令塔に当たる「腸」に注目すべきです。

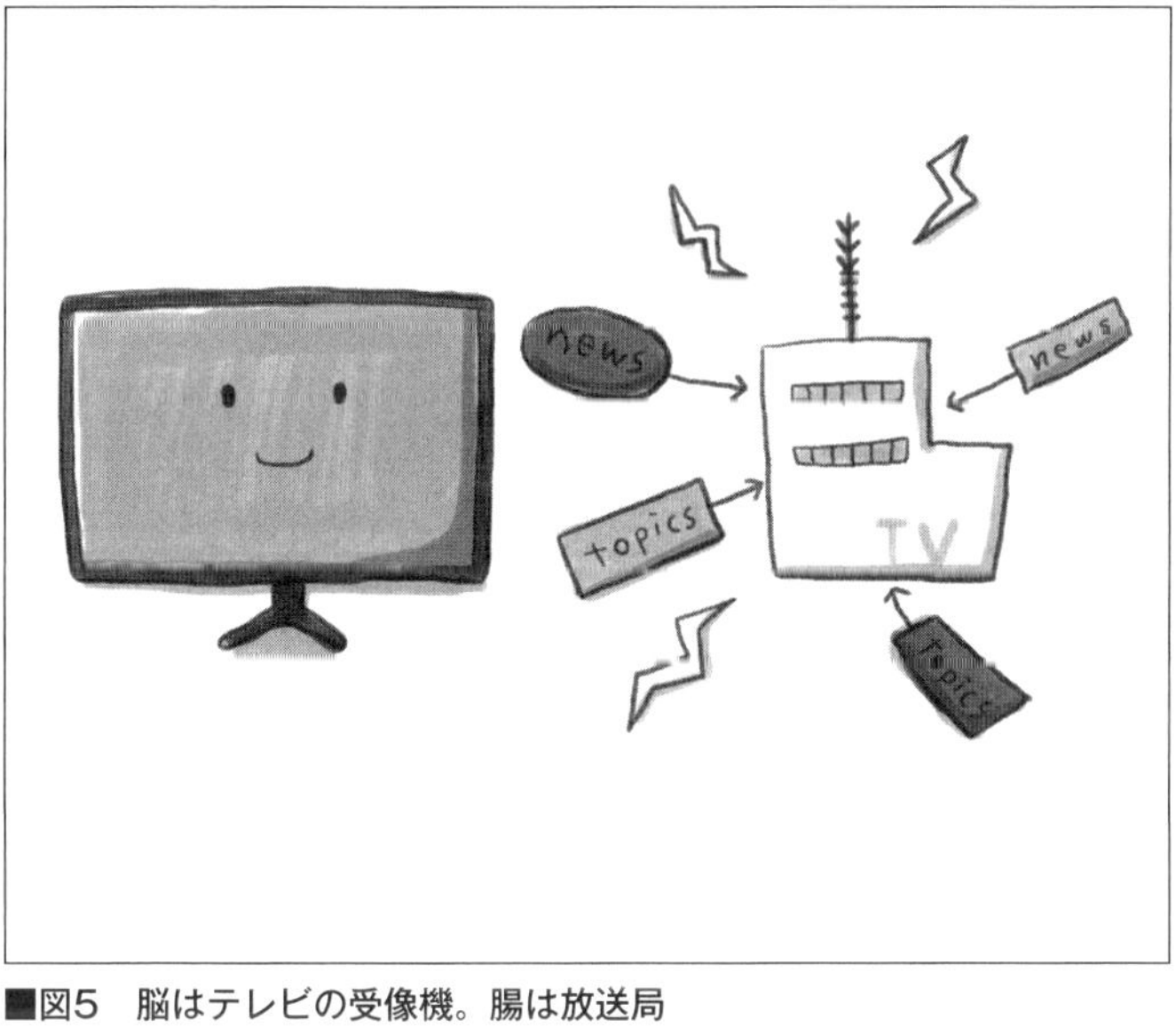

■図5　脳はテレビの受像機。腸は放送局

「うつ」に陥る原因が神経伝達物質のセロトニンやドーパミンが脳内で欠乏していて、それらは腸内フローラの働きなしには合成できない、とは、まえがきで少し触れましたね。

私としては、「うつ」のすべての原因がセロトニンの欠乏から来る、というような単純な図式はどうも素直に肯定はできません。ただし、脳以上に腸、それも腸内フローラが「心」をコントロールしている、と世の中の人たちに認識させた点は、とても意味があったと考えています。

私は、単にセロトニン、ドーパミンを増やすだけでなく、腸内フローラが善玉菌優位の、元気な腸内環境を作ることが「心」の健康につながる、と見ています。

腹診で患者さんたちのお腹を触ってきた実感としてよくわかるのですが、「うつ」「パニック障害」などの症状が出ている方々のお腹は、冷えていたり、かたくなっていたり、必ずなんらかの変調があります。

腸内フローラも、明らかに悪玉菌優位になっていたり、絶対量が減っていたりします。

ではどうしたらいいのか？

それは次の章で語っていきたいと思います。

腸内フローラはひとりひとり、みんな違う

遺伝子研究の世界は、日々進歩しています。

「メタゲノム解析」も、また、その進歩しつつある研究の一つの成果なのでしょう。もともと土の中など、自然環境の中に生きる微生物は人為的な培養が難しく、研究に使う場合でも、まず人間の手でその環境から分離した上で培養、増殖しなければいけませんでした。

ところが、その培養という段階を抜きにして、その微生物がもつ核酸や遺伝子などすべてを抽出、収集して、それらの構造を網羅的に並べていけば、微生物の個々についてはともかく、環境の中の微生物の集合体がもつ遺伝子群はわかるようになったのです。

その手法がメタゲノム解析といいます。

腸内細菌も、もともと分離され、研究はされていたのですが、遺伝子に関する情報

はほとんどありませんでした。しかし、この解析が進んだことで、腸内フローラのもつ遺伝子組成や生体機能について少しずつ明らかになっているとともに、明らかになった腸内細菌の種類や数も飛躍的に増えてきました。

その中で、より明確になったのが、人間ひとりひとりの腸の中に棲んでいる細菌類は、みんな違う、ということなのです。

自分の腸内細菌と構成がまったく同じ腸内フローラをもっている人は誰もいない。

さらに詳しく研究していくと、基本となる腸内フローラの組成そのものは、幼少期に決まってから死ぬまで変わらないのです。もちろん、大人になっての食生活や日常生活で、善玉菌や悪玉菌が大きく増減することはあります。ただ、全体の構成要素はほぼ変わりません。

不思議なもので、たとえ血縁関係があっても、また一卵性双生児でも、まったく同じ腸内フローラにはなりません。

人によって腸内フローラの構成が違う例として、たとえば、最近、老化防止に働く物質としてすっかり話題になっている「エクオール」について触れておきましょう。

このエクオールは、骨粗しょう症や更年期障害の予防効果があるとされているのですが、大豆イソフラボンをもとにエクオールを作り出す際には、腸内細菌の力が必要なのです。

ところが、そういう腸内細菌は、日本人のうちの約半分の人しか持っていないらしいのですね。

だからといって、他の腸内細菌でも似たような効果が期待できるので、もっていない方が、「私には老化防止はムリ」と諦める必要はありません。

ただ、自分が持っている腸内細菌を、自分の親、兄弟、子供でも必ずもっているとは限らないのですね。

「赤ちゃん」に腸内フローラが形成されていく仕組とは

幼児期に、基本ベースが決まってしまうだけに、「赤ちゃん」が、どのように腸内フローラを形成していくかは重要です。

まず赤ちゃんは、胎内では無菌状態で育ちます。それが産道を通る際に、母親からさまざまな菌を取り込んでいきます。

自然分娩か、帝王切開かでも取り込む菌の種類は変わります。帝王切開ですと産道を通りませんから、取り込む菌の数や種類はずっと少なくなります。また生まれた病院によっても変わります。

またそれからも、母乳栄養かミルクかで変わっていくようです。母乳で与えればたくさんの菌と接触しますが、消毒された哺乳ビンでは、やはり菌との接触は少なくなります。

ただ、一般的にいえば赤ちゃんの腸内には、生後3～4日くらいで、善玉菌であるビフィズス菌が増えていき、腸内フローラの中でもたちまちビフィズス菌が最優勢になって、人体に害を及ぼす可能性のある大腸菌などはその100分の1以下に減少します。

赤ちゃんの便が黄色っぽくて臭くないのはビフィズス菌優位の腸内環境になっているからです。

しかし、この乳児のビフィズス菌は、あくまで乳児型のそれです。やがて離乳期になると成人型のビフィズス菌と入れ替わり、ようやく腸内フローラも安定した状態になるのです。

だから、どの人でも、お母さんから受け継いだビフィズス菌によって、まず腸の健康を守ってもらっているのですね。

出産時の状況が腸内フローラの形成に大きな影響を与える、という意味から考えれば、私は自然分娩、母乳栄養といった、より多くの菌と触れ合う方がいいと思っています。

現代社会では難しくなっていますが、無菌状態で管理する病院での出産よりも、たくさんの細菌がいる自宅での出産の方がいい、とも思っています。

乳児の時には、いい菌だけでなく、大腸菌のような悪玉菌などとも触れ合っていた方が、菌慣れして、免疫力が付くのです。クソ真面目な若者よりも、ちょっとは不良っぽいことをやっていた若者の方が、社会に出たら即戦力として働けたりするでしょ。「純正培養」ではなかなか強くなれません。

アトピーに苦しむ子供と、健康な子供とを比較してみたら、健康な子供は生後一カ月時の腸内細菌の数と種類がアトピーの子供たちに比べてずっと多かった、とのデータもあります。

なぜ今の日本は、こんなに「無菌」にこだわるのでしょうかね。そのくせ、ビフィズス菌や乳酸菌については、繰り返し、「たくさん摂取しましょう」と宣伝している。ビフィズス菌も乳酸菌も「菌」の一種には違いないのに。矛盾していますね。

腸内フローラは生活習慣、環境、年齢などで大きく変動する

乳幼児の時期に決まった腸内フローラの組成は変わらない、といいましたが、それぞれの菌の、全体に占める割合は年齢を経るごとにどんどん変わっていきます。

赤ちゃんのころはビフィズス菌優位だったのが、離乳期になり、大人と同じ食事を取り始めると、いわゆる日和見菌の勢力がどんどん大きくなって、成人になったら、ビフィズス菌の占有率はせいぜい1~2割になってしまいます。

そういう状態はしばらく続くのですが、老年期にさしかかった60歳前後にまた大きな変化が訪れます。

それまで少なかったウェルシュ菌、大腸菌など悪玉菌が増え始めるのです。老年期では3割程度の人からビフィズス菌がなくなり、8割程度の人がウェルシュ菌を保有

するともいわれています。腸の蠕動《ぜんどう》運動も鈍って便秘がちになった結果、腸内が腐敗し、悪玉菌が発がん性物質など様々な有害物質を生産しやすい、いわば「老人腸」といってもいい状態になっていくのです。

「腸年齢」と、よくいわれますね。

それは、このように年とともに変化する腸内細菌の勢力分布をもとにして、今、あなたの腸の年齢はこのくらいですよ、という目安なのです。

厳密にどのくらいの菌のバランスなら何歳というふうには断定できないにしても、悪玉菌が多い腸は 肉体の老化を早めたり、病気の引き金になるのは確かなので、腸内環境をチェックするのは健康を維持する上でとても大切です。

だいたい健康な人なら実年齢と腸年齢に大きな差はないのですが、偏った食生活をしていたり、不規則な生活をしていたりすると、たとえ10代、20代でも、60代、70代かと思えるような腸年齢に達している人も、決して珍しくありません。

私の診てきた患者さんの中にも、若いのに、お腹を触るとお年寄りのように冷たく硬くなっている人が何人もいました。

また反対に、お年寄りでも、まるで「つきたてのお餅」みたいに、柔らかく、温かい人もいます。もっともこういう方は、あまり病院には来ませんので、めったにお目にかかれませんが。

要するに、腸内フローラのバランスの変化は、年齢だけが問題ではないのですね。たとえばストレスや病気も勢力分布を変える大きな原因になっています。

ストレスというと、通常では、生活上、仕事上の心配事や精神疲労、などといったものを意味することが多いようですが、暑さ、寒さや肉体疲労、栄養の不足など、体に負担をかけるものはすべてストレスです。

特に大きなストレスを受けると、ビフィズス菌が急減して、腸内フローラが老人型になり、元に戻るには1週間ぐらいかかることが多いようです。もちろん、病気や手術なども大きく影響します。

このように、腸内フローラはさまざまなことが原因となり、割に頻繁に勢力分布が変わっているのです。

いいウンチはバランスのよい腸内フローラから

でも、その腸内フローラの状態って、いったいどうしたらチェックできるんでしょう？

答えは簡単です。ウンチを見ればいいのです。

健康な人のウンチは、まず80％が水分、残りの20％のうち食べかすはだいたい3分の1で、あとの残りは腸内細菌と剥がれた腸粘膜。すでに死んでしまった腸内細菌だけでなく、まだ生きているものも排出されます。わずか1グラムのウンチの中におよそ1兆個の腸内細菌がいる、ともいわれます。

そうやって、日々、腸内のバランスが維持されているのです。

だいたい一日に一人平均100〜200グラムのウンチを出すとされていますが、このウンチの状態さえ見れば、だいたい腸内環境は見えてくるものです。

まず、はっきり出てくる現象が「下痢」と「便秘」。

状況は逆でも、どちらも腸内バランスが崩れた結果起きるのには変わりありません。

やはり主たる原因はストレス。人間はストレスがたまっていくと、腸内でも善玉菌が減少して悪玉菌が増えていき、自然な排便ができなくなってしまいます。その結果として、男性の多くは下痢になり、女性の多くは便秘になります。

「過敏性腸症候群」とよくいわれますね。男性に多い、お腹がもやもやして、常にトイレに行きたくて困ってしまう症状。あれは、私は、腸の不調からきている「心の病」ではないか、とすら考えています。

女性の便秘も、しつこくてお困りの方が多いようです。しかも便秘になると肌も荒れ、気分も沈んできて、こちらも「心の病」に発展しかねません。

では、いったいウンチがどんな状態であったら理想的な腸内バランスなのでしょうか?

何よりもまず量でしょう。腸内フローラが善玉菌優位で、健康を維持していれば、必ず一定以上のウンチは出ます。どんなに少なくとも100グラム、出来れば200グラムくらい出るのが理想的といえるでしょう。もっと具体的にいったらバナナ2~3本分。

ところが、現代日本では、特に女性では、この100グラムまで達する人が少数派になっています。

それだけストレスが多く、腸内環境が悪化している証拠といえましょうか。

色と臭いも大事です。色なら黄色から黄褐色。においも、あまりきつくないほうがいいでしょう。ビフィズス菌の多い赤ちゃんのウンチは、あまりくさくなく、甘酸っぱい香りさえします。さすがに大人になってああいうウンチはムリとしても、善玉菌優勢のウンチほど、あまりにおいません。

水分の含有量でいうと、軽く水に浮くくらい。さして力まず、スーッと出てくる程度で、硬さもお味噌か練り歯磨きくらい。

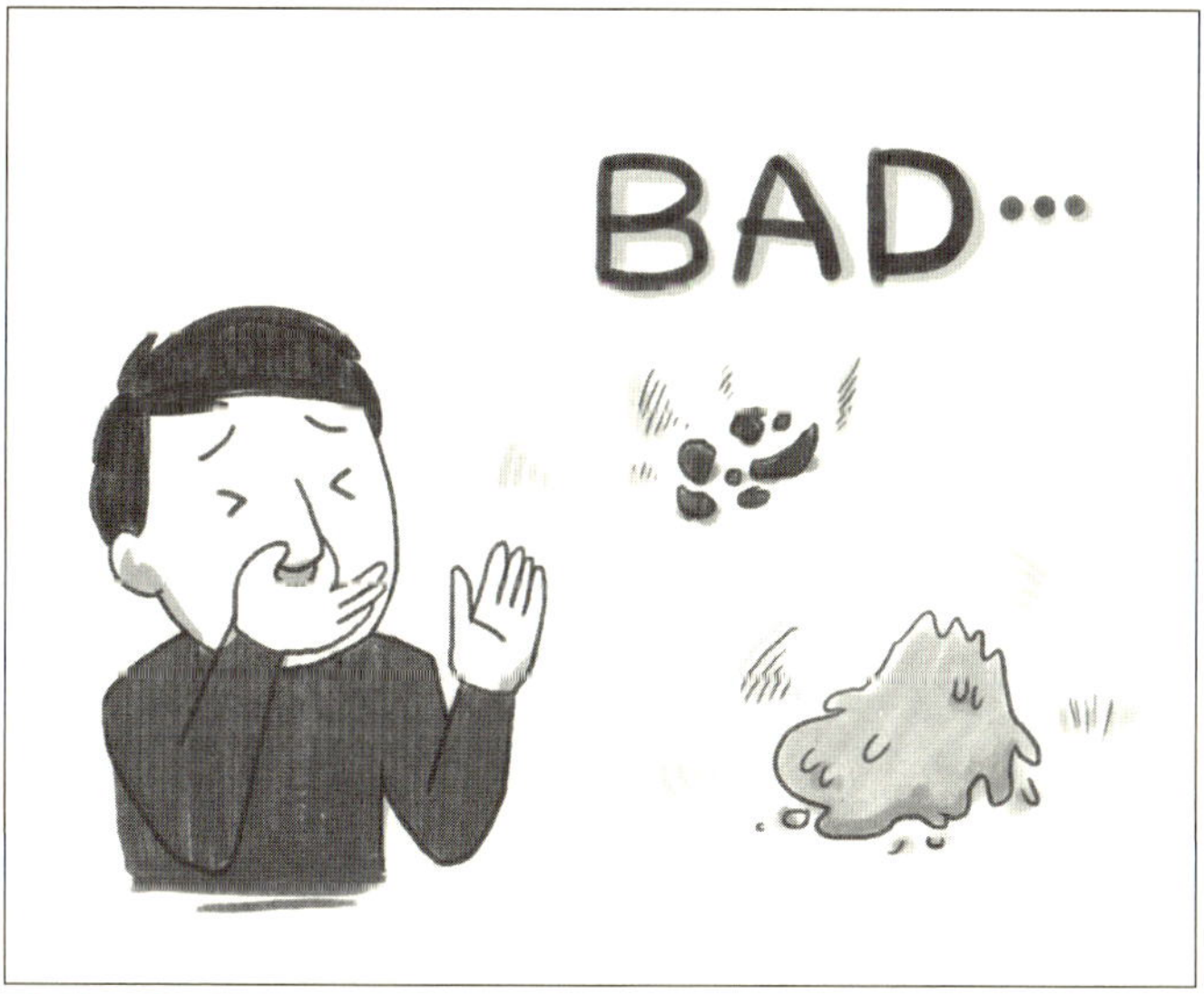

■図6　腸の健康はウンチでわかる

だいたいこんなウンチを毎日出せれば、健康そのものでしょう。

ところが便秘のウンチともなると、水分が少なくて硬いし、臭いはきついし、排出時に力んで肛門が傷つき、痔の原因になることも少なくありません。

逆に水分過多の、下痢便にも困ったものです。

さらには、腸で水分の吸収異常が起きていると思われる、下痢と便秘とが交互に出てくる症状もあります。

それらのすべては、腸内フローラが悪玉菌優位になっている警告です。

精密検査をする必要もありません。ウンチを見るだけでこれだけの情報がわかるのですから、簡単ですよね。

ウンチの移植は、病気の治療を劇的に変えるのか？

ウンチの話が出てきたので、一緒に、今、最新治療情報として出ている「便微生物移植」についても触れてみましょう。

たとえばアメリカで、ディフィシル感染症にかかった患者さんの腸に、健康な人の便を採取して、それを食塩水で溶かして流し込んだら、病気が治った、という話がテレビでも報じられていました。生命維持装置が必要になるくらい弱っている患者さんも、この治療法で翌日には元気で回復した事例もあるとか。

要するに、他人のウンチを移植させて、病気を治そう、との治療なのですね。

仮に、たとえば今、慢性的な下痢で苦しんでいる人がいるとします。それで、その人の便をチェックしたら善玉菌はほぼ壊滅状態で、悪玉菌と、それに追随する日和見菌がほとんど。じゃあ、いったいどうしたら腸内環境を変えられるのか、となった時に、この移植を使うわけです。

健康な人の便にいる腸内細菌グループを患者さんの腸に移植して、善玉菌優勢の腸内フローラに変えてしまおうというのですね。

確かにウサギやコアラの赤ちゃんなどは、親のウンチを食べて、その腸内細菌を受け取っていたりもします。

この、便移植が人の体質改善にもつながり、アレルギーや肥満をはじめ、様々な症状を改善する可能性もある、と期待する向きもあります。便の中の有効な微生物だけを抽出して移植する方法も考えられています。


正直に申し上げましょう。私はこの治療法には懐疑的です。

理由はいくつかありますが、まずウンチそのものが、感染症の原因にもなりうることです。ウンチに含まれる菌は、決して体にいいものばかりでなく、いくら健康な人のウンチといっても、感染症のリスクは皆無ではありません。

それに、有効な菌だけ取り出して移植するといっても、いったいどれが有効でどれが有害か、などといった判定はとてもできません。

善玉菌、悪玉菌などと分類はしているものの、まだ本当のところ、腸内細菌のそれぞれがいったいどんな活動をしているのか、十分には解明されていないのです。善玉菌の一種と悪玉菌の一種が、実はともに助け合って生きていて、そのうちの善玉菌だけを取り出しても、期待通りの働きをしてくれない、なんてことも出てくるでしょう。

人の腸に他人の腸内細菌を入れて、本当にちゃんと生き続けられるのか、という疑問もあります。

かつて、「コーヒー浣腸」なるものが一時的にブームになりました。コーヒーのカフェインが普通の浣腸よりも、より多くの毒を取り除き、腸をキレイにすれば、腸内環境がよくなるし、肥満にもならない、が謳い文句でした。

どうも私からすれば、便微生物移植には、それと似た安易さを感じるのです。

そんなに簡単に結果が出るほど腸内フローラとは単純なものではないのではないか？

メタゲノム解析などの最新科学技術によって、腸内フローラについての情報は確かに広がっていきました。しかし、ガン細胞が発生する原因が完全には特定できないように、腸内フローラについても、わかっている部分の方が少ない。

お手軽に、こうすればたちまち腸内環境がよくなる、といった「魔法のクスリ」が、どうもあるとは思えません。

第二章

腸内フローラが作り出す偉大なる力

牛の大きな体は腸内フローラが作る

とても不思議だとは思いませんか。

あれだけ大きくて筋肉もがっちりとある牛が食べているのが肉や魚ではなくて、草だというのが。草には、そんな多くのたんぱく質が含まれているわけではありませんからね。

タネ明かしをすれば、腸内細菌が胃の中でセルロース（草の食物繊維）をたんぱく質に代謝するからです。

胃の中に腸内細菌とはおかしくないか？　とお思いの方もいるでしょう。でも、人間の胃にだって、強い胃酸のお陰で、腸ほどたくさんはいませんが、ちゃんと腸内細菌は生きているんですよ。

もちろん牛の胃にも、います。

腸内細菌をはじめとした微生物が食物繊維を原料にたんぱく質を作り出し、牛はそのたんぱく質を腸から摂り込んで、細胞やホルモンなどを作るのに利用します。

生命ならびに細胞の基本はたんぱく質（アミノ酸）です。

人にはなかなか体内で合成出来ない9種類のアミノ酸があって、これがいわゆる必須アミノ酸で、食べ物から摂らなければならないアミノ酸です。

これを、牛の場合ならば、胃の中にいる腸内細菌などの微生物が処理してくれるのですね。

牛が食べ物を摂り込んでたんぱく質を作っていく様子を、簡単に見ていきましょう。

牛は、反すう動物の一種で、一度食べた草をまた反すうして噛み直し、栄養分を吸収します。これはヒツジなども同じです。

ですから、繰り返し胃に食べ物を入れるために4つもの胃が存在します。第一胃の「ルーメン」と呼ばれるところが成牛で200リットル以上にも及ぼうかという大きなところで、そこに腸内細菌をはじめとした様々な微生物が生息しています。いってみれば「大きな発酵タンク」です。

最初に飲み下された食べ物は、この第一胃に入り、腸内細菌などの力で短鎖脂肪酸が作られます。一部は吸収されますが、次に第二胃に送られた食べ物は口に戻って咀嚼され、唾液と混ぜてまた飲みくだされます。

唾液には、消化を助けるだけではなく、たんぱく質合成に必要な窒素を吸収する役目もあるのですね。

それから、飲み下された食べ物は第三胃でまた発酵させ、第四胃でさらに消化された上、小腸に送られていきます。


第一胃で、腸内細菌などの微生物が行う働きは主に3つです。

まず、セルロースやでんぷんなどの炭水化物を発酵させて、酢酸、酪酸、プロピオン酸を主体とする「短鎖脂肪酸」を作り出すことです。これが、いわば活動するためのエネルギー源となっていくのです。

次に微生物たちの栄養分になるたんぱく質を合成することです。そのもとにな

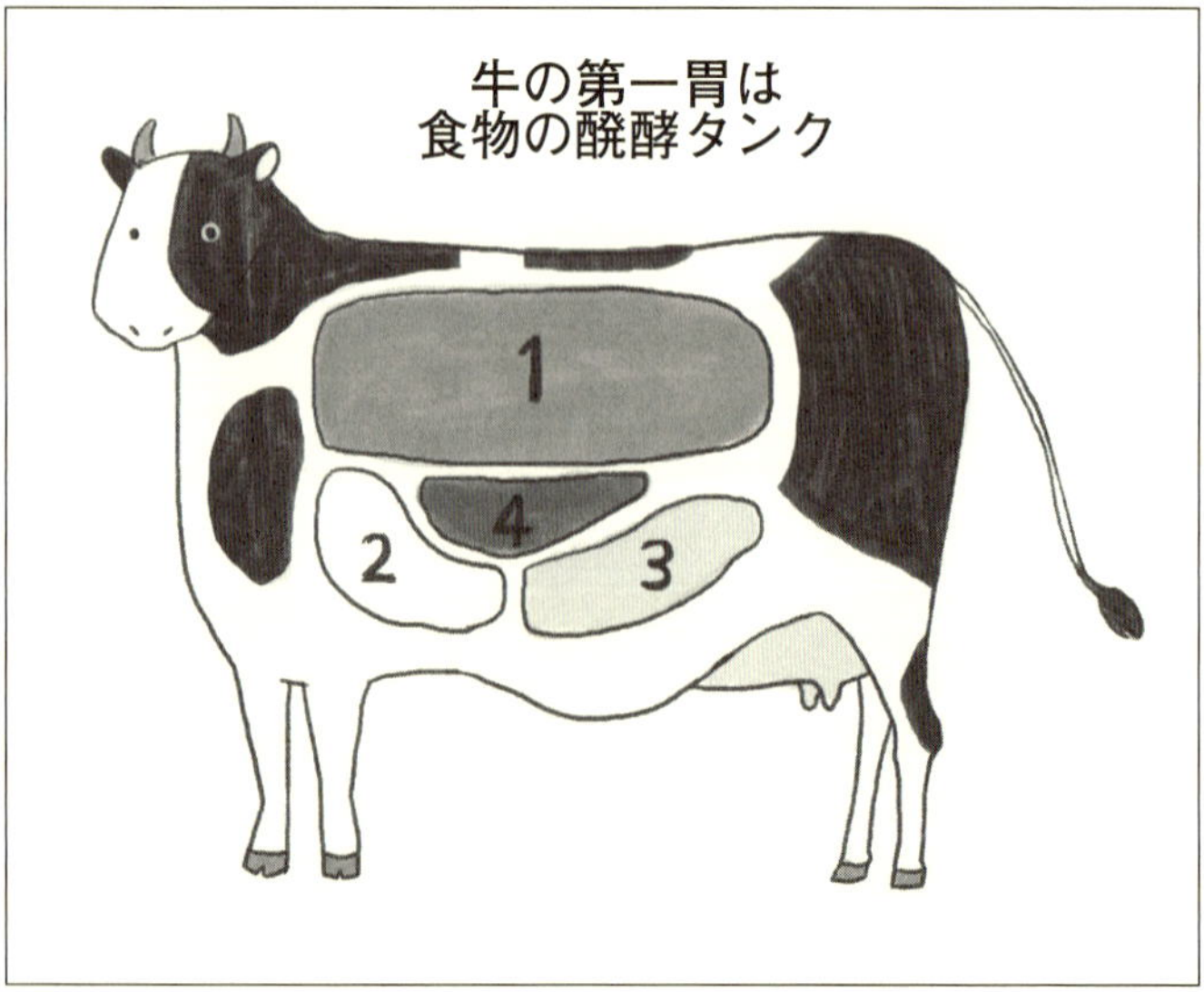

■図7 牛の四つの胃

るのは食物に含まれるたんぱく質や窒素など。ここからグルタミンやアフニンなどのアミノ酸を作って、その一部からたんぱく質を合成したものが、微生物のエサになるのです。

しかもその微生物たち自体が、牛のたんぱく源となって利用されるのですから効率的です。

三つ目の働きが体を調整してくれるビタミンの生産です。ビタミンA、ビタミンEなどは食料である草から摂取するものの、ビタミンB12をはじめとした多くのビタミン群は、微生物が生産します。

腸内細菌をはじめとした微生物が、エネルギー、たんぱく質、ビタミンを生産してくれるからこそ、牛は草しか食べなくても、あれだけ大きな体を維持できるのです。

腸内フローラがあれば、「かすみ」を食べても生きていける？

中国の仙人は「かすみ（霞）」を食べて生き続ける、といわれています。

あくまで「伝説」に過ぎない、と片付けるのは簡単ですが、腸内フローラについて考えていくと、それがまんざら「伝説」とはいえなくなってくるから不思議です。

よく知られた例として、ニューギニアのパプア族のエピソードがあります。

彼らは決して「かすみ」を食べているわけではなく、ほぼ主食となる芋ばかり食べているそうです。

動物性たんぱく質はほとんど食べない。

しかし、それにも関わらず、その体は筋骨隆々でとてもたくましいのだそうです。

研究の結果、どうやら彼らのお腹の中では、空気中から呼吸で取り込んだ窒素分をたんぱく質に合成する腸内フローラが活発に活動しているらしいのです。

栄養は食べ物から摂取するだけではない、というのですから驚くべきでしょう。

お陰で、低たんぱくに慣れた彼らは、たまにお祭りで豚肉を食べたりすると、お腹を壊して、死に至ることさえあるらしい。

つまり、腸内フローラが、すでに低たんぱく向けにできあがってしまっているのですね。

そう考えてみると、世の中に、食べないで生きることのできる人たちが存在していたとしても、決しておかしくありません。本来、排泄されてしまうような老廃物を腸内フローラによって再利用していけば、あるいはそうした「奇跡」も可能なのかもしれません。

少なくとも、常識をはずれたごくわずかな食事で、健康に暮らしている人たちはいるようで、「不食」ないしは「小食」の秘密もやはり腸内フローラにありました。そうした人物は、すでに腸内フローラの構成が、まるで牛のようになっているのだそうです。

わずかな穀類や野菜などを食べるのも、決して、そこから栄養をたくさん摂取するのが目的ではないのです。どちらかといえば、腸内フローラに気持ちよく働いていただくためのエサを摂取している、といったところでしょうか。

彼らは、自分のエサをしっかり与えてくれるなら一生懸命働きますし、たとえ普通の人なら捨てるようなものでも、ちゃんと栄養になるように変えてもくれます。空気中の窒素さえも、たんぱく源にしてくれるぐらいなのですから。

「不食」「小食」を実行し、話題となっている人たちは、揃って体力もあり、なぜか日々の睡眠時間が短いのも特徴のようです。それだけ、食べ物を消化する負担が体にないので、疲れが出にくいのかもしれません。

本来、誰もがやっている栄養成分の分解、消化、吸収のほとんどを腸内フローラ任せにしてしまえば、その分、余ったエネルギーは別に回せるのかもしれません。

ただし、誰もがそうなれるなんて私は決して思っていませんよ。

第一、「牛のような腸内フローラ」を作り出すのが難しい。わずかな草だけ食べていればいいとしても、腸の中でセルロースを分解する菌が特別多くなくては、そこからエネルギーもたんぱく質も生み出せません。

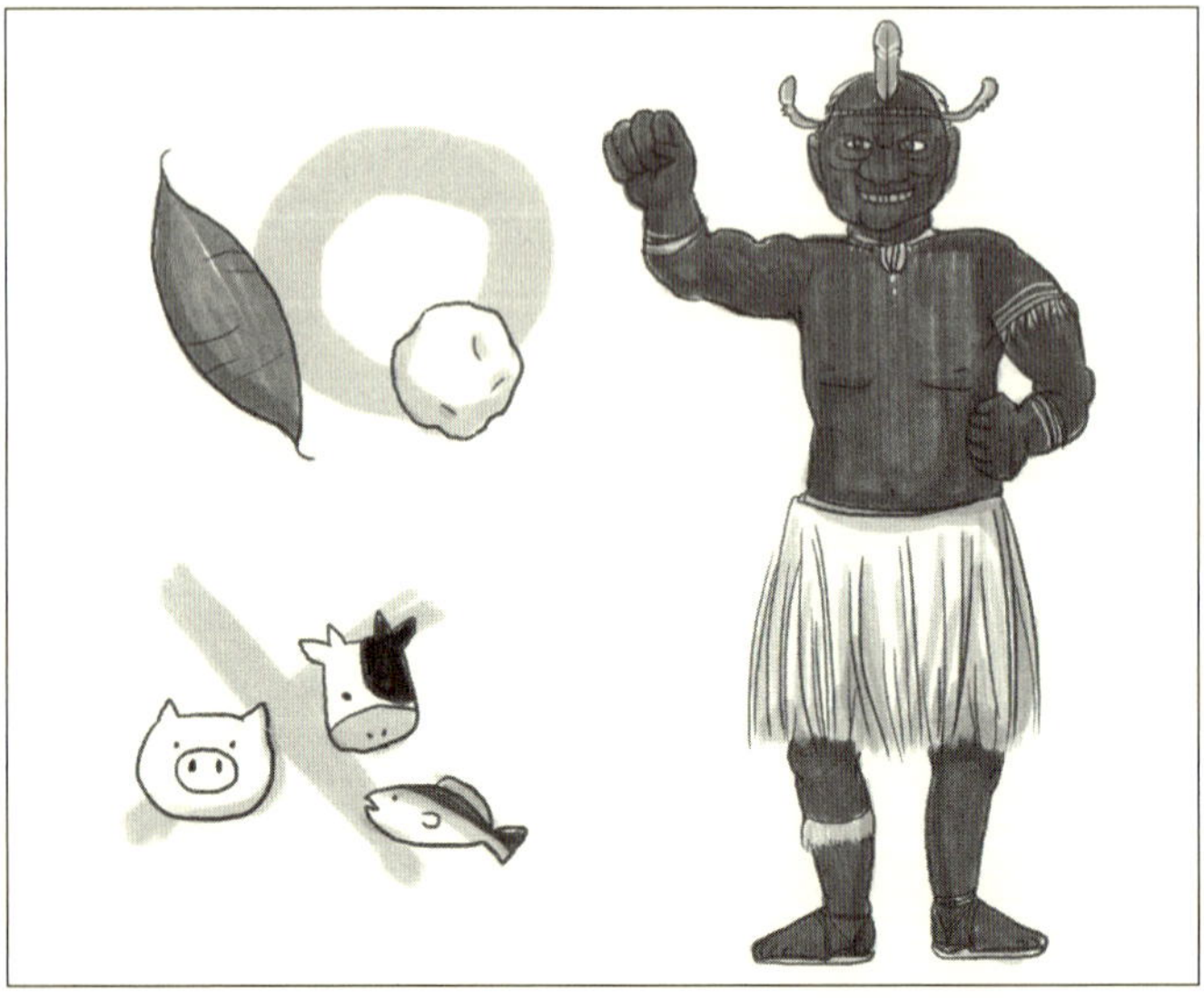

■図8　イモばかりたべていても筋肉隆々のパプア族

空気中の窒素をうまく利用しているとしたら、パプア族のような腸内フローラを作り上げなくてはなりません。

恐らく生まれつきの体質もあるでしょうし、そうなるために「修行」にも似た努力を積み重ねなくてはならないでしょう。

果たしてそこまでする必要はあるのか？　と私なら考えます。

おいしいものを食べ、おいしいものを飲むのが私は大好きですし、人生の最大の楽しみの一つですから。

「うつ」「不眠症」も腸内フローラを整えれば治る!?

ここでまた、皆さんに質問してみましょう。

「もしあなたの親友が借金でクビが回らなくなり、それを苦にして眠れなくなったら、いったいどうやってその不眠の症状を治してあげようとしますか？」

その人が、自分は眠れなくたっていい、とお考えなら、それでもいいでしょう。ところとん睡眠をとらずに「世界で一番眠らない人間」になる方法もあるかもしれません。しかし、たぶんそれはムリです。恐らく体を壊して倒れて、もっともっと追い詰められた状態になってしまうでしょう。それは親友としては見て見ぬふりはできませんね。

おカネを貸してあげる？　それで一時的には不眠は緩和されるかもしれませんが、そのカネで借金を返したとしても、また新たな借金が生まれてしまうわけで、根本的解決にはなりません。

酒でも飲みつつ、その人に眠るだけの心の余裕を持たせるために、悩みを聞いてあげましょうか？

一緒にカラオケにでも行って、気分をスッキリさせてあげましょうか？

もっと簡単に、いい睡眠薬を見つけて飲ませてあげましょうか？

いや、それらもやはり一時的なもので根本的な解決とはいえません。

どうしたらいいか？　結局、「借金苦も気にせずに眠れるポジティブ体質」に変えていくしかないのです。不眠解消は「体質」を改善していくのがいいのです。

その点でいっても、睡眠薬は、脳の働きを強引に押さえ込んで休ませようとするものですから、決して体質改善にはつながりません。いわば、テレビの受像機にたとえると、むりやり電源をはずして画像を消してしまうようなものです。

3日も4日も眠れずに体が衰弱しているようなケースなら、緊急避難的に使用するのはやむを得ません。しかし、あくまで一時的な使用にとどめておいたほうがいいでしょう。どこかでやめないと、依存症に陥ってしまう危険があります。

しかももっと悪いことに、睡眠薬は腸内環境を荒らし、腸内フローラの働きを鈍らせるのです。人に「やすらぎ」をあたえるセロトニンの生産量もガクッと落ちてしまいます。

どこまでいっても、現代医学で「不眠」となれば、普通に使われる薬は、ムリやり脳に作用するものなのですね。脳を休めさせればそこがゴールだという発想から抜け切れません。

つまり「心」は休まらないわけです。

「うつ」における抗うつ剤も、非常によく似ています。

脳に向かっている薬であって、腸がコントロールしている「心」の部分がどうしてもなおざりになっています。

そもそも抗うつ剤には、腸管の拡張を引き起こす作用があって、栄養を吸収したあとの便が腸に残りがちになります。しかも、薬を飲んでいるような「うつ」の患者さんは、だいたい外出はあまりせずに家に引きこもっているケースが多く、運動不足に陥っています。すると、ますます腸の蠕動《ぜんどう》運動も鈍くなっていって、腸管も拡大し、便は外に出づらくなります。

だから、抗うつ剤には「便秘」という副作用がつき物なのです。

便秘によって悪玉菌が増殖した腸内フローラでは、こちらも大事なセロトニンを合成する力がどんどん失われていきま

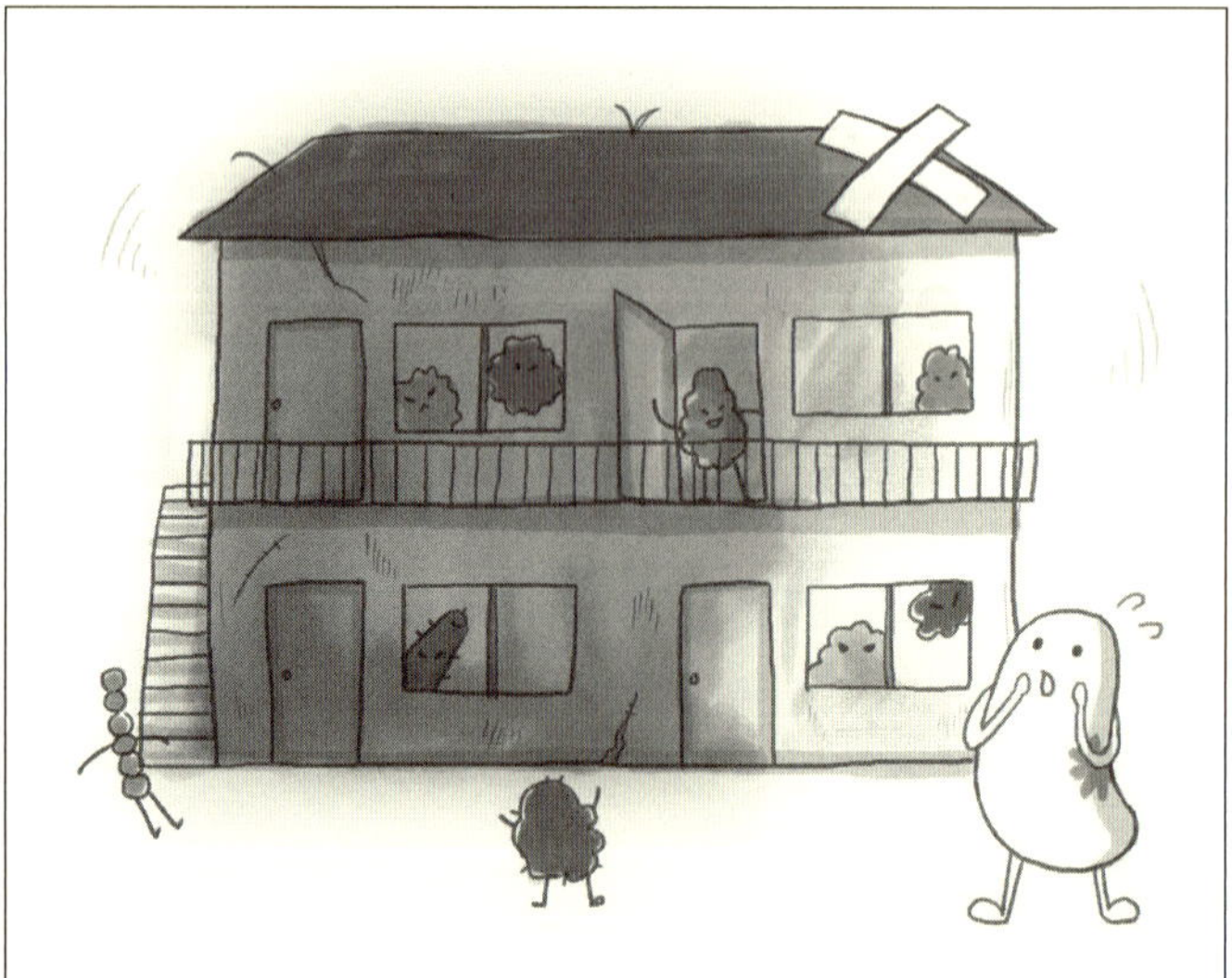

■図9　悪玉菌が増えれば病気になりやすい

す。

難しいところではあります。脳におけるセロトニンの濃度を上げるのが、今の一般的な抗うつ剤の効能であって、確かに即効性もある。そのまま放置したら自殺してしまいかねない患者さんには、一刻も早く抗うつ剤を処方したほうがいい場合もあるでしょう。抗うつ剤の存在を全面否定はできません。

ただ、さほど重症ではない患者さんでしたら、抗うつ剤に頼りすぎて、腸を荒らしてしまうのはかえって逆効果なのではないのか、と私は考えるのです。目先の病状だけにとらわれずに、体と心の体質改善を図っていくのが重要なのではないでしょうか。そのためには、まず腸内環境の整備です。

「登校拒否」や「拒食症」でさえ、カギを握るのは腸内フローラ

まったく、なぜずっと現代医学は、「心の病」というと脳ばかりに注目してきたのかと、とても残念な気持ちになります。もっと腸内環境、ことに腸内フローラの働きに目がいっていれば、救える患者さんもいたかもしれないのに。

私は何度も経験しています。

せっかく私が診察して、腸に着目した形での治療をスタートさせた「心の病」の患者さんが、家族や親戚などの、「どうせなら大学病院の精神科みたいな、権威のあるところで診てもらったほうがいい」という意見にひきずられて、私のところに来なくなってしまったのを。それで、いい結果が出るならいい。でも、そうはならないことが多いのですね。

現代医学は、吐き気がすれば吐き気止め、血圧が高ければ降圧剤、胃腸がおかしければ胃腸薬、とまとめていっぺんに、それも症状ごとに処方する傾向があります。病院経営の面からいっても薬は出来るだけ処方したほうが、治療費を高く出来ます。

それで「心の病」となると、脳に効く抗うつ剤や精神安定剤を処方して、じゃあ胃腸が荒れるとなったら胃腸薬を処方してしまったりする。

でも、そのために患者さんは「薬漬け」になっていって、たくさんの薬を吸収していかなくてはいけないから、胃も腸もクタクタになってしまいます。

その結果、腸内フローラは悪玉菌だらけになります。そのあげく、「やっぱり、こういう病気は治らない」とみんな諦めてしまうのです。

私も、わかってもらおうと思い、「脳ばかりじゃなくて、腸も整える必要がある」と患者さんに言い続けてきました。しかし、なかなか、『脳至上主義』の考えを変えてもらうことはできませんでした。

前にも触れた、引きこもりで家庭内暴力で暴れていた少年などは、そのお母さんが私を信頼してくれて、ずっと息子さんを連れてきてくれたからよかったんです。すでに大学病院から個人病院をはじめ、様々な医療施設を回って、もう他に頼るところがなかったからかもしれません。ただ、それでも周囲の人たちは、「あんな、お腹を触って頭を治すなんてことを言ってる医者より、ちゃんとした精神科に行けば」と忠告していたでしょう。

そこを振り切ったのは、どうしても子供を治したいと念じる「母の力」です。

拒食症もまた、「心の病」であり、腸内フローラの再生なしには心身の衰弱を止められない病気です。

まず空腹になったら起きるはずの「食欲」にあえて逆らうところから、脳に障害が起きて精神不安になるとともに、腸管の機能も崩れていきます。腸内フローラが働かなくなるため、生命維持する「自然治癒力」もなくなっていきます。

こうした病気を改善するにも、家族の力が欠かせません。

病院に入れたりしたら、とりあえず栄養補給となって、点滴を始める。点滴ばかりに頼りきるとますます食べられなくなります。さらに水分が過多になって患者さんは吐き続けます。

やはり、どんな形でも、食べ物は口から入れた方がいいに決まっているのです。でなければ、一度ボロボロになった腸内環境は回復しません。

だったら、病院に頼らず、私がこの子を救いたい。そうして、必死で、ほとんど水の状態から、少しずつ米粒を入れて、おかゆを食べさせるようにしてわが子の拒食症を治していったお母さんも知っています。

なぜ、本来患者さんの体を治すべき病院が、大切な腸内環境を、かくも平気で荒らしてしまうのでしょうか。

3歳までの腸内フローラの形成失敗も、後でカバーできる!?

母の愛が出てきたわけですが、反対に親、ことに母によって、腸内フローラの形成が損なわれる例も少なくありません。

赤ちゃんが次第に育っていく中で親の子育てがとても重要な要素なわけですが、そこで出てくるキーワードが「三つ子の魂、百まで」です。幼いころに出来上がった性質は年をとっても変えられない、という意味なのですが、これは「腸」や「心」のありようにもあてはまります。

簡単に言えば、３歳くらいまでの授乳の仕方、離乳食の食べ方、またその親の育て方全体で、腸がどのように育ち、腸内フローラも十分な成長を遂げられるかがある程度決まっていくのです。

仮に母親がうつ状態やイライラした状態、体調が不安定な時に授乳をすれば、子供の腸はなかなか正常な発育が難しく、腸を中心とした内臓神経の未発達は、健やかな「心」の形成を作るための障害となります。

父親のＤＶに母親が悩まされ、ついには幼い子供を連れて家を出る、あるいは母親が自分の不満を発散させるために幼児虐待に走る、こういった不幸な事例は現代社会でも少なくありません。

そんなニュースをテレビで見る時、私がまず心配になってくるのが、子供たちの腸の形成です。

近年、数多くの少年による凶悪犯罪が起きていますが、そこにも私は、幼児期の不幸な環境による腸と腸管の未発達があるのではないか、と思うのです。

これは大人になっても、なかなかその呪縛から逃れられません。幼児虐待を受けた子供が大人になって子供を持つと、今度は自分が同じことをしてしまう比率が高い、といわれるのもそこに原因があるでしょう。

育ちきれない腸は、また次の世代に育ちきれない腸を作ってしまうといった「負の連鎖」を生み出すのです。


しかし、絶望しないでください。

自分は子供のころに親に虐待されたから、一生、不完全なままの腸を抱えて苦しまなくてはいけない、と落ち込むことはありません。

こうしたケースでも、１００％よくなるとまではいかないまでも、相当のところまで改善できます。

私が以前、診察した患者さんの中にも、そうやって虐待を受けた影響を抱えたまま成人を過ぎてしまった方がいました。

お陰で、心も体も不安定なまま大きくなっていました。小学校時代は気管支喘息に悩み、大人になってからも喘息の持病は治りません。心の部分でも、感情がカーッと高まると興奮して暴れだすか死にたくなってしまうか、とにかくコントロールが効きません。

それをずっと喘息の薬や精神安定剤で押さえ込もうとしてしていたわけですね。でも、症状がよくならないので、私のところに来た。誰かに、「お腹を診てもらえば、よくなるかも」とアドバイスを受けたのでしょうか。

さっそくお腹を触ってみると、見事に硬く、冷えていましたし、お腹の左側の動悸が異常に強くなっていました。腸と、腸内フローラが十分な成長を出来ない環境にいたのが、それですぐにわかりました。

こうした症状なら、ステロイドを使うのもいいかな、と私は思いました。一応、東洋医学の医師として診察をしておりますが、効果があると判断すれば、西洋、東洋の垣根を越えて、薬を処方するのはやぶさかではありません。

様々な副作用はあるものの、ステロイドには「水をさばく」効能があり、余分な水分をスムーズに排出させます。この患者さんの腸を整えていくには、ある程度強い薬を使う必要あり、と思ったのです。

精神安定剤などの脳に向かう薬から、ターゲットを腸に移すだけで、この患者さんの症状は次第に緩和されつつあります。

飽食の時代が生む腸と心のアンバランス

「心の病」について考えると、その最たるものが「自殺」ですね。

多くの場合、うつが進行してついには自分の存在を消してしまおうとする。日本では毎年だいたい3万人前後の人たちが自殺によって亡くなっています。

これもまた、長く脳の状態を診て抗うつ剤を処方するなど、うつの治療をすれば、ある程度は防げるものだ、と多くの医師たちは信じていました。

どうなんでしょうか？　そうした治療がまったく無意味だとはいえませんが、もっと腸と腸内環境にも注目したほうがいいのではないか、と私はずっと思っているのです。

犯罪の多く、たとえば男性が女性を襲うなんていうのも、果たして脳の指令なのか？

恐らく脳では「そんなことはやってはいけない」とわかっているのです。脳で考えることはあくまで意識の範囲内ですし、理性が働いています。だから、『やめなさい』と言う。

それでもやる人はやってしまう。

あえて、「わかっちゃいるけどやめられない」のは、腸からの指令だからなのです。無意識の欲望は腸から湧き上がってくるものであって、理性はそれには勝てないのではないか。

「自殺」も、同じなのではないでしょうか。

まともに理性で考えていけば、そんな行動を取るのがどれだけ周囲に迷惑がかかるか、家族がいたとしたらどれだけ彼らにショックを与えるか、などはわからないはずがない。

それにもかかわらず、毎年、何万もの人が死に、死には至らなかったものの、自殺しようとする人たちは、さらに数多い。

「わかっちゃいるけど、やめられない」のです。アタマではやめようとしても、腸が勝手に動いてしまう。

実は、そこには日本が豊かになりすぎたのも関係しているのです。人間の「心」が持つ欲望の発信源は腸にあり、それが周囲の内臓にも影響を与えて脳にも達する、との図式はわかっていただけましたね。

飢餓寸前、などというのはいけません。ただ、完全な満腹状態ではなく、「もうちょっと何か食べたいな」といったくらいの方が、腸内フローラも貪欲にエサを求めようとしますし、腸全体の活動も活発になっていきます。

ちょうど日本の高度成長期、もっと豊かになりたいと、国民が一生懸命働いて現実に豊かになっていったように。

今、ほぼその満腹状態を達成してしまいました。要するに「ハングリー」ではなくなった。すると、腸までも、「もっとエサがほしい」とするギラギラした欲望がなくなっていくのですね。

で、どうなってしまうのかといったら、生きる意欲というか、「どうしても生きたい」という、生への執着がどんどん薄れていく。

自殺者が減っていかない理由としては、そのへんもあるのだろう、と私は考えています。

だいたい、人類が生き残ってきたのは、どんな環境でも生き残っていこうとする「心」と、それを支えて粗食でも栄養分を作ってきた腸内フローラの力があったからなのです。

だから、たとえ餓死の危機に陥ることはあっても、だったら自殺してしまおう、とはなりませんでした。腸を中心に体全体が「生きよう」と必死だったんですね。

飽食時代の自殺はむしろ、その「生きよう」とする意欲がなくなった後に生まれる喪失感がキッカケになっているのでしょう。

腸には、幾分かの「ハングリー性」を残しておくのが大事なのですね。

女性の更年期障害は、腸内フローラで克服!?

頭が重く感じたり、どうも疲れが抜けなかったり、体の不調で病院へ行き、検査をしてもどこにも異常がなく、病気が見つからないのを「不定愁訴」といいます。

東洋医学の方には「未病」、要するに体のバランスが崩れて病気になりかかった状態、ともとらえます。

やむを得ずに「自律神経失調症」なんて病名をつけたりもしますが、医者の方だって、多くの場合、これが正解とは思っていないはずです。病名がないと患者さんの側が安心してくれないので、とりあえず付けておくのです。

いわゆる更年期障害の女性に対しても、医師は、どう対処したらいいか、困ったりもします。たとえ体のあちこちに不調があっても、

「年齢的なものでしょう。しばらくすれば落ち着きます」

年なんだから、一定期間は我慢しなさい、というわけです。どれほど本人は辛くても、なかなか手のほどこしようがない。一応、神経症の薬を処方したり、頭が重ければ頭痛薬を、眠れなければ睡眠薬を、といったように出すしかないでしょう。

でも、こうした症状でも、私はやはり腸と腸内フローラに注目すれば、一定の改善はあると考えています。

現に、そうした患者さんを何人、何十人と診てきました。

こういう患者さんの多くは、お腹の、へその左側に強い動悸があるのですね。そういう人は、しばしば「腸（はらわた）が煮えくり返った」状態になっています。単なる更年期障害というよりも、長い間に無理を重ねて、ストレスを腸に溜め込んだまま生きてきた人たちなのでしょう。腸内環境は非常に悪化しています。

食生活や日常生活によって、そんな人たちの腸内環境が１００％変えられるかと問われたら、首をひねるしかありません。しかし、相当なところまで変えるのは可能です。

「アルツハイマー」「パーキンソン」の改善も腸内フローラ次第

アルツハイマーについても、かつては、脳の萎縮をはじめとして、脳についてばかりに目がいっていましたが、私は腸内環境を整えることで改善の余地がある、と考えてます。

現に、研究結果もその方向に進み始めています。

たびたび出てくる物質ですが、人に「癒やし」や「幸せ感」を与えてくれるセロトニンなどの多くが、腸内フローラの働きなどで脳に運ばれているように、腸は絶え間なく脳に指令を出しています。

だから、腸の状態が不安定になって脳にストレスを与えたりすると、脳はむくんだり火照ったりして、血行不良をはじめとした異変が起こります。それがやがてアルツハイマーの大きな原因である脳萎縮などを起こすのではないか。

認知症といっても、すべてが腸中心とは限りません。単純に脳に障害が起きただけの認知症もあるでしょう。ただアルツハイマー型の認知症については、腸との関連は決して否定できません。

実感としても、それはあるのです。

以前、アルツハイマーとしか思えない患者さんが、ご家族に連れられて私のところへやってきました。

すでに別の病院でいろいろ薬も飲まされたのに、ちっともよくならないという。

「私は脳は診ません。お腹で診察するが、それでいいんですね」とご家族の方に聞いたら、それでもいい、というんですね。

さっそくお腹を触ってみると、小腸の一部である空腸部分に激しい動悸があって、神経が安定していない様子が感じ取れたんです。よく時代劇に出てくる、「当て身をくらった」状態とでもいいましょうか。

それで、今までの病院でもらっていた薬の使用をやめてもらい、私の場合は東洋医学の医師ですので、漢方薬を処方しつつ、その激しい動悸がおさまるように治療していきました。

すると完治とはいかないまでも、意識がもうろうとしていたのが、買い物にも行けるぐらいに回復しました。

頭はまったく触っていません。お腹の治療だけでも、よくなっていくものなのです。

パーキンソン症候群の患者さんも、私のもとに何度かやってきています。どなたもそうなのですが、私のところまで来るというのは、だいたいどこでもなかなか良くなる兆候が見えない方々ばかりです。いまだに多くの人たちが、パーキンソンは「脳」の病気であって、お腹なんか治療したって治るわけがない、と思っていますから。

詳しい原因は特定されていないものの、脳の中のドーパミンが不足して、手足が震えたり、硬直したり、思い通りに動かなくなったりして、それと平行して気分が落ち込んだり、様々な症状が出てくるそうです。

さて、ドーパミンと聞いて、ピンと来ませんでしたか。そのドーパミンだって、腸内フローラが生産に大きく関わっている話はしましたね。

だったら、腸を整えてドーパミンの量を増やし、症状を改善するのは可能なのではないでしょうか。

私の診療室の玄関前は緩やかな坂道になっているのですが、ある女性のパーキンソン症候群の患者さんは、その坂道を上るのが、とても辛そうでした。ご主人に手を引かれて息も絶え絶えに歩いてくるといった感じで。

さっそくお腹を触ってみると、空腸に強い動悸があり、腸の筋肉にもけいれんが見られる。腸内環境はボロボロ状態で、それをある程度までよくしていくのに1年以上かかりました。

しかし、その後、一人で元気に坂道を上がってこられるようになった姿を見て、医師としての歓びを実感しました。

と同時に、なぜ多くの医師たちが、脳ばかり診て、腸を診ようとしないのかに、とても憤りを感じたのも確かです。

だいたい「パーキンソン病」と「パーキンソン症候群」の境界がどこにあるのか、さっぱりわからない。それで「パーキンソン病」と診察してしまえば、機械的に抗パーキンソン病薬を処方して治療した気になってしまう。

どんな病気でも、人それぞれみんな違います。確かに脳を治療してよくなる人もいるかもしれない。しかし、中には便秘を緩和しただけで症状がよくなっていく人もいれば、腸の血流をよくしたら改善できる人だっている。

私は、脳を診るな、といっているのではありません。当然、それもやるべきでしょうが、腸も診ておけばよくなる患者さんもいるのだから、そちらも意識してほしい、といっているのです。

ダイエットも、腸内フローラを整えれば成功する!?

昨今の「腸内フローラ」ブームで気になることがあります。

ダイエットだって、腸内フローラが善玉菌優位になればうまくいく、とうたって、さかんにサプリ商品が売られているではないですか。例の「便微生物移植」をダイエットのためにやってみよう、との動きも出ています。

どうも皆さん、安易にお考えのようで、何か飲んだから翌日は腸内環境がいっぺんによくなるとか、そういうことはないのです。ある程度じっくりと時間をかけて、少しずつ変えていく道を選んだほうが一見、道は遠いですが、確実に前に進めます。

とはいえ、腸内フローラ次第で肥満体質になるか、ヤセ型体質になるかが決まるのは確かです。

よく、テレビなどで「デブ菌」「ヤセ菌」などと騒がれていますね。腸内フローラの中にも、この菌が多ければ肥満体質になって、これが多ければヤセ体質になる、などといわれ、ダイエットのためには「ヤセ菌」が多くなるようにがんばらなくてはいけない、と。

そうやって、あまりにも一方を「いいもの」、一方を「悪いもの」と決め付ける姿勢には抵抗があります。太りすぎもヤセすぎもよくない。ちょうどバランスのいい体になるのが最高なのですから。一応、理想的には「デブ菌：ヤセ菌＝４：６」くらいがいいといわれています。

そのデブ菌の代表と見られているのが、ファーミキューティス系の細菌で、ヤセ菌の方の代表と見られているのがバクテロイデスです。

ファーミキューティスの仲間は、本来、人が分解できない食物繊維などからエネルギーを搾り取って、それを「大家さん」である人の体に与えてくれます。しかし、バクテロイデスの方は、そこまで効率よくエネルギーを回収できません。だから前者がより多ければ太り、後者が多ければ太らない。

かつて、日本でも餓えで苦しむ人が多かったような時代なら、当然、「デブ菌」の方がありがたかったでしょうが、今は「ヤセ菌」を求める時代になっています。

ただ、「ヤセ菌」とされるバクテロイデスは、決して善玉菌には分類されていません。ビタミンの合成など、「いいこと」もする代わりに、アンモニアをはじめとした腐敗物質を作るのにも関与している。

結局はいいほうにも悪いほうにも関わる日和見菌なのです。

そのバクテロイデスが作り出す短鎖脂肪酸が、まさに太らせない機能をもっているらしいのです。この短鎖脂肪酸が腸から吸収されて血管に入り、体全体に行き渡ります。するとその短鎖脂肪酸は脂肪細胞に働きかけ、脂肪の取り込みをストップさせるのですね。

反対に、この短鎖脂肪酸が血中にないと、血中の脂肪が脂肪細胞にどんどん取り込まれて肥満になるというわけです。

それに、この短鎖脂肪酸は、筋肉に働きかけて脂肪を消費する働きもあります。

この短鎖脂肪酸とは、人の大腸で消化しにくい食物繊維などが、菌の力で発酵され生成される酢酸、プロピオン酸、酪酸などの総称です。

じゃあ、ダイエットしたいなら、その短鎖脂肪酸とやらを摂取すればいいじゃないか、と短絡的に考えられるかもしれませんが、そうは簡単にはいきません。外から取り入れるのではなく、体内にいる腸内細菌が、短鎖脂肪酸をたくさん作ってくれるような腸内環境になっていなければならないのです。

ただ、ここで、テレビでも紹介された、あるマウス実験について語らないといけないでしょう。

肥満体型のマウスに、「ヤセ菌」主体の人の腸内フローラを移植してみて、まず食物繊維が多くて中性脂肪やコレステロールを増やす飽和脂肪酸の少ない、いわゆる健康食を与えると、確かに肥満マウスは体重が減りました。

ところが、その逆の、飽和脂肪酸がたっぷり含まれた食事を与えたら、たとえ腸内細菌を交換しても、体重減とはならなかったらしいのです。

結局のところ、まず大切なのは「食事」であって、それによって腸内体質をじょじょに変えていくのが大事なので、また繰り返しますが「便微生物移植」のように、一気に腸内環境を変えようとしても、そうは即効性はない、と私は思います。

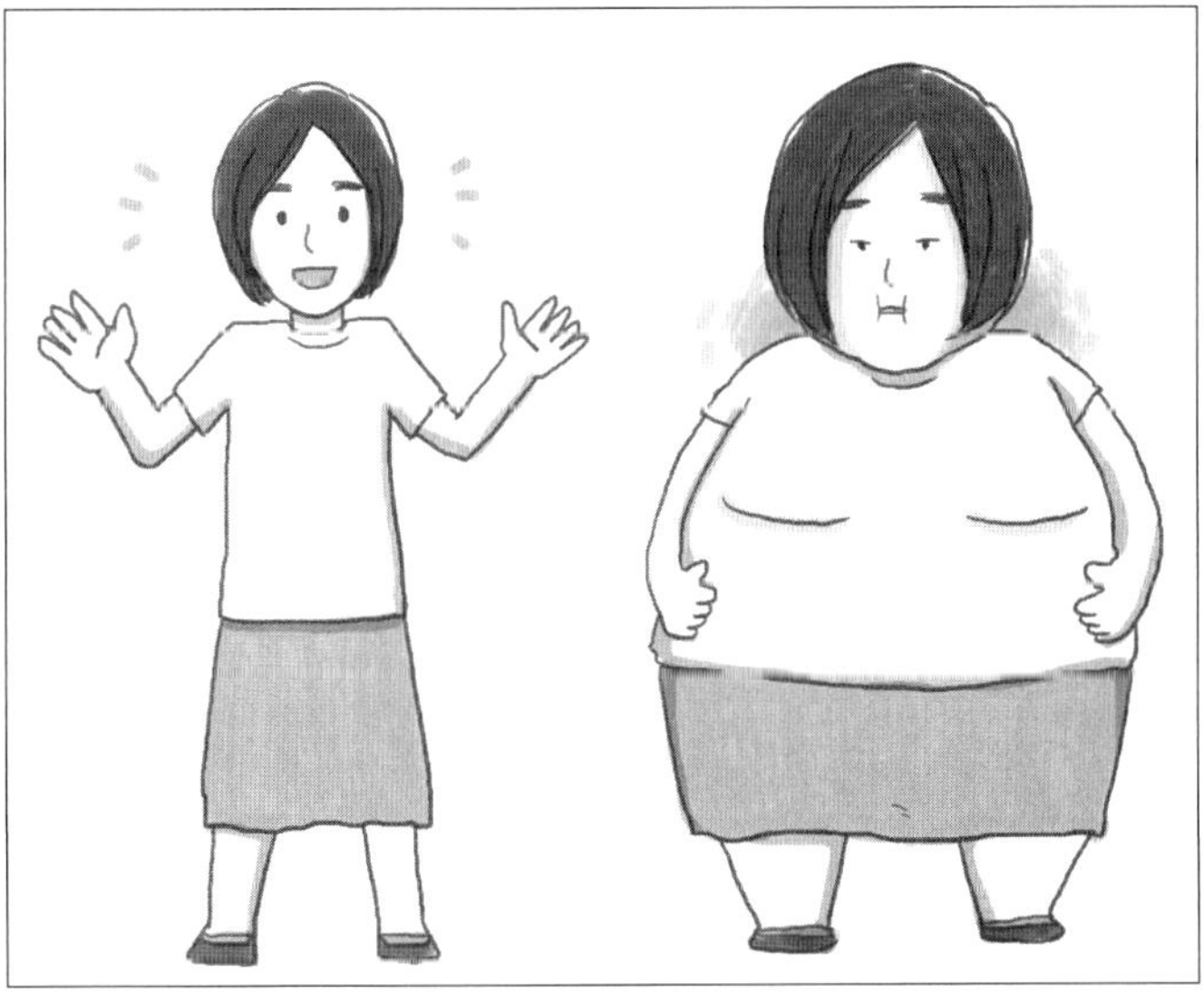

■図10　大切なのは体型より体質

腸内フローラが作る美肌と若さ

便秘が体に悪いのは、多くの人が実感しているでしょう。

私も、実際に患者さんたちのお腹を診てきて、とてもよくわかります。「うつ」の症状に悩んでいた方が、便秘を治しただけで、ほぼ全快したことは、前にも書いたとおりです。

ことに女性において、便秘はとても深刻な問題ですね。

近年の国民調査では、「日本女性の48％が便秘」という結果まであるそうです。当然、便秘の人は、お腹の調子の悪さを自覚しているでしょう。それが健康に影響することも自覚しているはずです。

でも、便秘の女性の多くは、「そのうちなんとかなる」と、割に腸内環境の状態を放置する傾向があるようです。

便秘になる原因には食生活の問題から運動不足、ストレスなど、いくつもありますが、それらのすべてに、善玉菌が減って悪玉菌が増えるという、腸内フローラの悪化が関係しています。

怖いですよ。腸内環境が悪くなれば、悪玉菌がどんどん勢いを増して有害物質が増えていきます。するとその有害物質は大腸から毛細血管を通じて吸収されて、全身に蔓延していきます。

肌の組織などはそこで多大な影響を受けてしまいます。ニキビ、乾燥肌、シワ、シミなどが次々と出てくるのです。さらに腸が詰まると本来あるべき代謝エネルギーが減ってしまうので、太りやすくなり、そこで無理なダイエットをしたりすれば、ますます肌が荒れてくる、という最悪の状況になっていきます。

それを、どうにか化粧品やサプリメントでカバーしようとしても、そうはうまくはいきません。腸の不調が体全体のエネルギー代謝を悪化させたら、たとえせっかくいい成分を取り入れても、うまく効果を発揮してくれなくなるのです。

薬でよくしようとしても、たとえば下剤を使って一時的にはすっきりはするかもしれませんが、習慣化すれば、睡眠薬と同じで、どんどん効果は薄れていきます。それに「下剤依存症」のような心理状況になる危険性もあります。

まずは、安易な方法に頼らず、じっくりと腰をすえて腸内環境の改善を図ることです。

でも、腸内環境改善といっても、腸の中を洗って、きれいに汚れを取る、とかそういうことではありません。腸管洗浄をやったからといって、何か食べればまた便もできますし、菌も戻ってきます。一度は悪玉菌を除去したとしても、元の木阿弥なのです。

ですから、近年、非常にもてはやされている「エクオール」についても、ただサプリメントとして摂れば効果が上がるかは疑問があります。食事や日常生活の改善の方が先でしょう。

一応、そのエクオールについては、触れておきます。

大豆は、昔から日本人が食べていた健康食材です。その大豆が、女性ホルモンのエストロゲンに良く似た働きの成分をもっていて、女性の若々しさを保つのに役立つとされてきました。「日本女性は、大豆をよく食べるので、女性の更年期が軽い」「骨粗しょう症になる確率が下がる」との説もあります。

腸内フローラが美肌と若さを作る、といってもさしつかえないでしょう。

それで、そうした働きのもとになっているとされるのが、大豆の中に含まれるイソフラボンという成分が腸内細菌によって変化してできた、エクオールなのです。

さらに、このエクオールを作れる腸内環境がある人は日本人の半分、若い世代になると大豆を食べる量も減るので3分の1くらいともいわれています。

となると、どんどん大豆を食べたらいい、と考えがちですが、食生活はあくまでもバランスです。腸内細菌が欲しがるものをバランスよく摂取することが大切なのです。（詳しくは第3章で触れます）。

アレルギー、アトピーと腸内フローラの関係とは？

人が口から入れた食べ物のほとんどは、消化管を下っていく過程で酵素によって分解されていき、腸管で吸収されます。この時、食べ物が、外側から来た危険な侵入物と判断されていちいち免疫反応が起きていたら大変ですよね。

そこで、侵入してきたものの中で、有害と判断された病原菌やウィルスなどだけが免疫反応で攻撃を受け、食物などは「入ってもいいよ」と許可してもらえます。これもまた腸内フローラの働きです。

ただ、本来、無害なある種の食べ物に対して過剰な免疫反応が起こってしまうことがあります。

それが「食物アレルギー」です。

多くは、腸内フローラがほぼできあがる2~3歳くらいまでの食生活に起因しているとされます。

アレルギーについては、まずは離乳期という言葉を理解する必要があります。現在は離乳期をその言葉どおりに離乳食を開始する時期だと考えていますが、昔は離乳期を1歳7カ月から2歳(現在は6~9カ月)と考えていました。これは腸内フローラの完成時期が生後1歳7カ月から2歳であることを意味しています。

この差は、まだ腸内フローラの完成してない時期に牛乳、貝、刺身、ピーナッツバター、ソバなどが食されたら、それらが分解されることなく体に入り、拒絶反応としてアトピー・アレルギーが起こると考えています。

乳児のころに大人用のたんぱく質を与えてしまうと、そのたんぱく質がちゃんと消化されず、そのままの形で吸収されてしまいます。すると体の中でそれに対する抗体ができて、同じものを食べたりすると、激しく排除しようと攻撃するのです。

とくに生エビ、牛乳、貝、刺身、ピーナッツバター、ソバなどは危険です。

この抗体は、アトピーや喘息を起こす原因にもなるのです。

乳児ではなく、年齢が高くなって発祥する例もあり、一説には、日本人の全人口の1～2％は食物アレルギーに悩まされていて、乳児なら10％にも及ぶとされています。困ったことに、近年、この食物アレルギーは、ことに子供たちの間で増えているのですね。

原因はいくつも考えられます。脂肪の度合いが強い食生活や、帝王切開によって菌との接触が少ないままの出産で生まれてくる子供の増加、それに、あまりに「キレイ好き」になりすぎて除菌しすぎた生活環境が、かえって体の自然な細菌の組成を狂わせてアレルギーにつながっているのでは、との指摘もあります。

すっかり「春の風物詩」となってしまった花粉症も、アレルギーの一種です。この花粉症まで含めると、日本人の3分の1くらいは、何らかのアレルギー疾患をもっているとか。

正常ならば、花粉は本来無害なもので免疫システムからの攻撃を受ける対象ではなく、花粉がやって来たからといって特に何事も起こらないはずです。

ところが花粉症の人の場合、何らかの理由により、本来無害な花粉に対して「異物」と誤認してしまい、免疫システムが働いて抗体を作り出してしまうのです。

この「何らかの理由」も、「キレイ好き」になりすぎて菌との接触が減ってしまったことや、食生活の変化で免疫を司る腸内フローラのバランスが悪くなってしまったから、ともいわれています。

「キレイ好き」社会を少しでも改める、そこにまずアレルギーやアトピーを減らすカギがあるのは確かでしょう。

中高年、ことに私たちのような70歳以上の人間でアレルギーに苦しんでいる者はほとんど皆無です。アトピーもありません。

私などは、父親に早くに死なれ、終戦直後、子供のころからビンボー暮らしを強いられてきたわけですが、考えてみれば、まわりもみんなビンボーでしたから、あまり気にもなりませんでした。

お腹が減って、それがキレイか汚いかなんて気にするヒマもなく、なんでも食べられるものなら食べました。私たちの世代は、みんなそうだったのです。

お陰で、腸内にはたっぷりといろいろな菌が入り込み、腸内フローラも多彩になり、その分、免疫力は高まりました。

よく長男、長女より、次男以下の方がアレルギーになりにくい、ともいわれていますね。あれも同じ理屈でしょう。長男はどうしても「過保護」に育てられやすくて、菌の少ない「キレイな」環境に置かれやすいのに対し、次男以下はどちらかといえば放任で、いろいろな菌と接触しやすいため、腸内フローラも鍛えられるのです。

また一方では、ある特定の腸内細菌を使って、アレルギーの予防や治療をしよう、との研究も進んでいます。たとえば腸内細菌の中のクロストリジウム属の菌がアレルギーを抑えるのに役立つ、とのデータもあるそうです。

ただ私は、特効薬的なものの出現を待つより、「キレイ好き」社会を変えていくほうが意味があると思っています。

異常だと思いませんか？　どこもかしこも「除菌」だらけで、除菌洗剤だの除菌スプレーだのって。人間はずっと、長い年月、腸内細菌と付き合い続けて、たくさんの恩恵をもらっているのに、「菌」と聞いただけで「悪者」にしてしまう世の中が健全だとはとても思えません。

アレルギーの蔓延は、そうした態度に対してバチが当たったのではないか、という気さえします。

糖尿病と腸内フローラとの密接な関係とは？

糖尿病と腸内フローラとの関係も、今、積極的に研究が進んでいる分野といえます。その関係性に触れる前に、簡単に糖尿病が発症するメカニズムについて語っておきましょう。

糖尿には、1型糖尿病と2型糖尿病とがあるのは、多くの方はご存知ですね。アルツハイマー型認知症を、「脳の糖尿病」として3型糖尿病と呼ぶ向きもありますが、そこは議論が分かれるところですので、とりあえず別物としましょう。

まず1型糖尿病ですが、これは血糖の量をコントロールするインスリンを作っているすい臓の細胞が破壊されることで生じるものです。日本人には少ないタイプの糖尿病ですね。

遺伝によるとも、環境によるともいわれますが、なぜ細胞破壊が起きるのかは完全にはわかっていません。ウィルス感染が原因のひとつ、ともいわれていますが、これもわかりません。

どちらかといえば病状の進行が早いケースが多いようです。

一方の2型糖尿病は、日本で「糖尿病」といえばこれ、といえるほど一般的なものです。

血液中のブドウ糖、つまり血糖が正常よりも多くなる病気で、初期のころは自覚症状がほとんどありません。ところがそのまま放置していると、少しずつ全身の血管や神経に障害が起こっていき、失明を始め、さまざまな合併症に進んでしまいます。

この2型糖尿病の原因は遺伝や高カロリー、高脂肪食、運動不足などによって生じるインスリンの働きの低下が考えられています。

糖分を含む食べ物は唾液や消化酵素によってブドウ糖に分解され、小腸から血液中に吸収されます。それで食事によって血液中のブドウ糖が増えると、すい臓からインスリンが分泌され、ブドウ糖が筋肉などに送り込まれてエネルギーとして利用されるのです。インスリンの働きが低下すると、血液中のブドウ糖を上手に処理できなくなり、血糖値の高い状態がそのまま続くようになります。

そして、いったん高血糖になると、血液中に存在する大量のブドウ糖がすい臓を攻め立て、インスリンの分泌量を低下させたり、肝臓、筋肉などの組織でインスリンが効きにくくなる「インスリン抵抗性」という状態を起こします。

この高血糖が、さらにまた高血糖を呼ぶという悪循環によって、ますます糖尿病が悪化していきます。そして、気がつかない間に糖尿病が進行して、最終的にさまざまな合併症があらわれるようになります。

ふたつの中で、特に日本人と縁が深い2型糖尿病に絞って、腸内フローラとの関係をみていきましょう。

実はある研究機関で、実際に両者の関係を探る実験が行われたのです。

便を調べてみると、血糖値が正常、ないしはコントロールがうまくいって改善している人たちの腸内細菌は、善玉菌が多く、血糖値が高くなっている人たちのほうは、やはり悪玉菌優位になっていたのです。

しかも、血糖値が正常だった人たちにはアッカーマンシア菌という腸内細菌がたくさんあることがわかりました。

このアッカーマンシア菌は、乳幼児から老人まで人の腸内に存在している善玉菌で、この菌を投与したマウスによる実験では、通常の食事のマウスに対しては効果はなかったのですが、高脂肪食摂取で肥満になったマウスでは脂肪の増加が抑制されて、血糖値が正常レベルとなり、腸のバリア機能が強化されたといわれています。

要するに「血糖値のコントロール」とともに「肥満防止」にも有効な、体質改善に使える可能性の高い菌なのですね。

肥満は2型糖尿病と深い関係にあります。肥満によって脂肪組織が大きく引き伸ばされていけば、末端まで血液が十分に届かなくなって、脂肪細胞が壊れていきます。それを取り除くため、インスリンの働きを鈍らせてしまうと、そのままインスリンはうまく機能できなくなって、やがては2型糖尿病を発症する、そんな図式です。

ですから肥満防止自体が、そのまま糖尿病の予防につながります。

また別の研究では、2型糖尿病の患者さんは、腸内フローラのバランスが乱れやすいという実験結果も出ています。腸内フローラが乱れることで、腸内で生息しているはずの腸内細菌が血液中で検出され、炎症を引き起こしている可能性があるというんですね。

インスリンが体の中で効きにくくなっている状態を「インスリン抵抗性」というのですが、それによって糖が十分に体の中に取り込まれなくなると、血糖が上昇します。肥満や運動不足などが主たる原因なのですが、腸内フローラのバランスの乱れによって慢性的な炎症が起こることも一因になっている、というわけですね。

つまりは腸内環境を改善して善玉菌優位にすれば、2型糖尿病に伴う炎症を抑制し、インスリン抵抗性を改善できるようになるかもしれないのです。

ところが、腸内環境もまた、不規則な食生活や運動不足、ストレスなどの生活環境や加齢によって悪化します。糖尿病になりたくなかったら、規則正しい生活を送って、食事も偏らずに食べましょう、といささか当たり前の結論になってしまいました。

がん細胞も、腸内フローラが撃破!?

今、がん細胞は、健康な人の体にも一日3000～4000個くらいはできることがわかっています。

もっとも、私たちの体の中には60兆以上ともいわれる細胞があって、新陳代謝によって、そのうちの2％程度が毎日生まれ変わります。だからざっと計算しても1日1兆個くらいは変わっていくわけですね。

で、新しく出来た中で、うっかりコピーミスのようになってしまったものもある。それが、がん細胞です。

1兆個のうちの5000なのですから、限りなく確率としてはゼロに近いのですが、やはり常にミスは起きてしまう。

がん細胞ができると、それをいちいち退治して回るのが免疫細胞です。この免疫細胞は、ある細胞を見つけると、まず身内か、外側から来たものかを判断します。それで、外から来た有害なものだとなったら、殺します。

しかし、がん細胞の難しいところは、決して外から来たのではない、もともとあった正常な細胞の失敗作なのです。免疫細胞としては「異物」として判断しにくいわけですね。

とはいえ、免疫細胞は、生まれたばかりのがん細胞を攻撃して死滅させているのです。

その免疫細胞の70％が腸内にあるわけですから、がんと腸内フローラとが密接な関係にあるのはいうまでもないでしょう。

中でも、その関係が悪い意味で注目を集めたのが大腸がんと悪玉菌です。

もともと、日本人のガンの死亡率は胃がんが多く、大腸がんは少数派でした。それが食事の欧米化などにより、大腸がんは増加傾向を見せ、胃がんはだいぶ減っていきました。

肉食が増えると、腸内では、それにともなって悪玉菌も増えていきます。またストレスによって、悪玉菌の毒性も高くなっていきます。

完全に解明されているわけではありませんが、一応、想像できる発がんまでのプロセスを追ってみましょう。

まず脂肪を摂ると、それを分解するために、胆汁が肝臓で作られて分泌しますね。この胆汁に含まれる胆汁酸は腸で脂肪を消化して脂肪酸、グリセリンなどに分解していきます。その脂肪酸、グリセリンは肝臓にたくわえられて、分泌された胆汁の方は、小腸経由でまた肝臓に戻っていきます。

ただしそのすべてが肝臓に戻るわけではなくて、一部は大腸に流れていくのですね。大腸に行くと、胆汁酸を分解する腸内細菌はいっぱいいます。これらの腸内細菌が胆汁酸を分解すると、新たに二次胆汁酸ともいうべきものができて、どうやらこれが発がんを促進するらしい。

学者の中には、脂肪を摂ることが多い地域ほど大腸がんによる死亡率が高い、とはっきり断言する人までいます。

腸内環境が悪化すれば、発がんの促進はさらに進むでしょう。

便秘などは、その腸内環境悪化の最大の原因の一つです。便秘になると便が腸内にとどまって、結果的に、大腸の粘膜上皮が発がん物質や有害物質の影響を長時間受けることになります。

最近では、テレビで、がんの患者さんの便から腸内フローラを調べたらガンを引き起こすと思われる新種の菌が発見され、その菌がアリアケ菌と名づけられた、とも報じられていました。

そのアリアケ菌が出す物質も「ＤＣＡ」（デオキシコール酸）といって、二次胆汁酸の一つなのです。この物質は、また細胞の老化を引き起こします。

ただし、がんを悪化させるだけでなく、がんを抑制するのも腸内フローラなのです。

マウスによる実験でも、興味深い結果が出ています。マウスに大腸菌や腸球菌、クロストリジウム菌といった代表的な悪玉菌を定着させると、非常に高い確率で肝臓がんの発生が確認されました。ところが、それにビフィズス菌や乳酸菌といった善玉菌をプラスすると、発がん率が劇的に下がったのです。

どうしてそうなったのか？　おそらく腸内フローラの中でビフィズス菌などが優位に立つと、これらの菌が作り出す酸によって、悪玉菌の増殖が抑えられ、悪玉菌が作り出す有害物質も減っていくからではないか、といわれています。

さらにビフィズス菌などには、がん細胞を攻撃する免疫細胞たち、マクロファージ（白血球の一種）、Ｂ細胞、Ｔｈ1細胞、ＮＫ（ナチュラルキラー）細胞などを活性化する働きがあります。

その免疫細胞の中でも、こと「働き者」といわれているのがＮＫ細胞ですね。他のどんな免疫細胞よりも素早く外敵に反応して、攻撃を仕掛けるのが特徴です。人間ひとりで50億個以上、といわれていますが、中には１０００億個も持っている人もいるらしいのです。

がん細胞に対抗するだけではなく、この細胞が多いと風邪もひきにくいようです。

そして、このＮＫ細胞の数を維持して機能を高めるためには、バランスのよい腸内フローラが欠かせません。腸内細菌の数が多く、しかも善玉菌が優勢であれば、彼らもまたイキイキと働くのです。

心筋梗塞、脳梗塞も腸内フローラが関係している!?

がんに続く死因といったら心疾患、脳血管疾患ですが、その代表ともいえる心筋梗塞や脳梗塞とも、腸内フローラは密

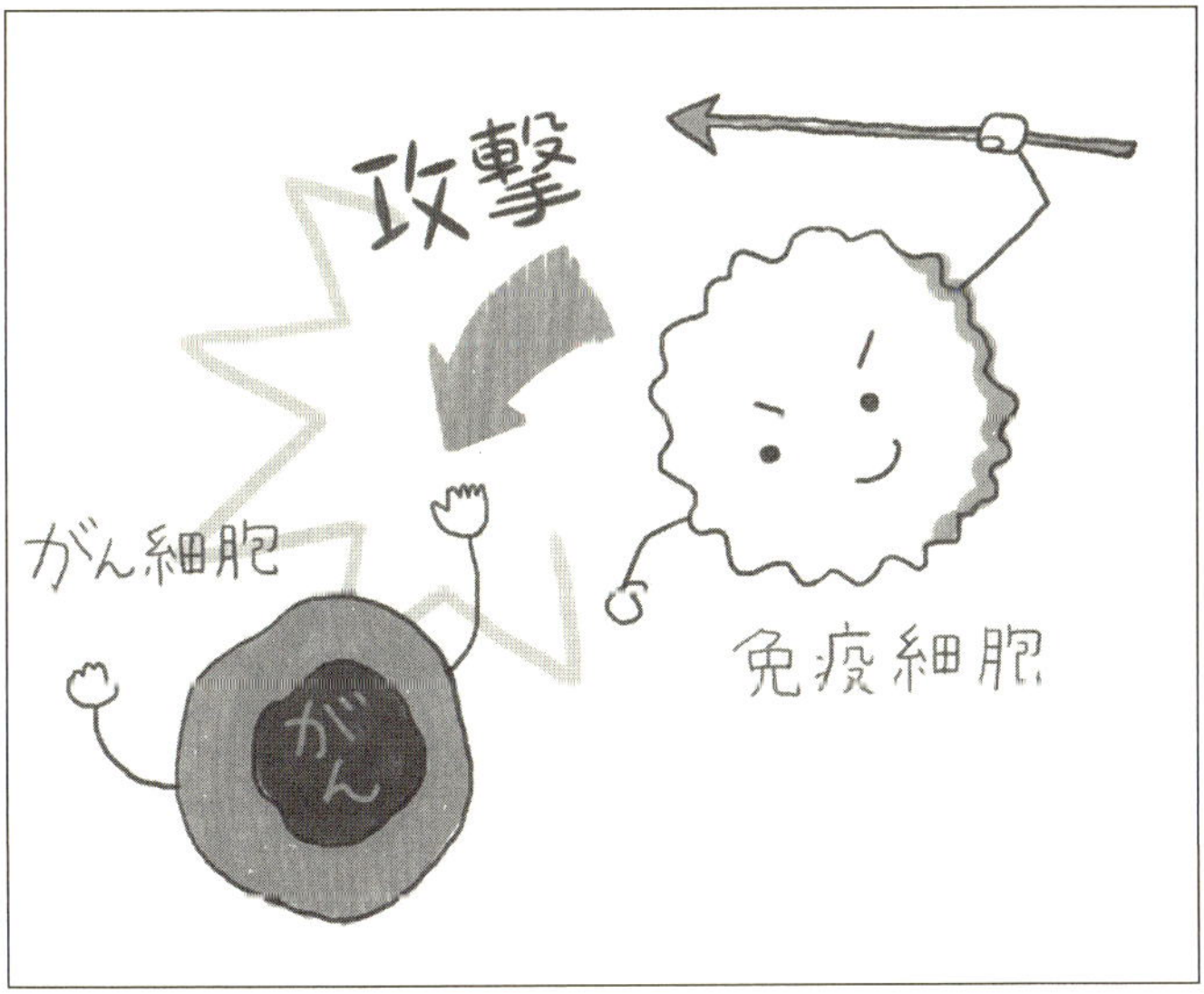

■図11　腸内フローラががん細胞もやっつける

接な関係があるのです。

心筋梗塞、脳梗塞のもとになるものといったら動脈硬化です。これは血管の内側に脂質などがくっついて、内側の膜がだんだん厚くなり、弾力を失って硬くてもろくなった状態のことです。

進行していけば、血管はだんだん細くなり、血行が悪化します。やがて周囲の細胞に酸素や栄養が運びづらくなっていき、細胞も死んでいきます。それがさらに進行していけば、命の危険も出てくるのです。

もしも心臓で動脈硬化が起きたら、心臓に酸素と栄養を供給している冠状動脈が詰まって、狭心症や心筋梗塞に発展していきます。

また脳で起きたら、脳動脈が破裂して、血管から血が出てしまう脳出血や、脳動脈が閉塞して、周辺の脳細胞が死滅してしまう脳梗塞などになる可能性が高まります。認知症も、脳血管の動脈硬化から起きるものがあります。

この動脈硬化と切り離せないのがコレステロールですね。コレステロールは、細胞膜の構成成分となる、私たちが生きていくために欠かせない物質なのですが、必要以上にあると血の中に混じって、血液をドロドロ状態にしてしまいます。そのために血管が狭くなり、動脈硬化が進んでしまうわけです。

さて、ここから腸内細菌が登場です。

ビフィズス菌や乳酸菌には、このコレステロールを排出する働きがある、といわれているのですね。乳酸菌自体がコレステロールを自分にくっつけて、一緒に便となって外へ出て行く効果があるらしいのです。

ただし一方で、腸内フローラによって、動脈硬化のリスクが高まるケースもある、という報告もありました。

たとえば赤肉などに含まれるカルニチンという物質は、腸内フローラの働きで肝臓を経てＴＭＡＯなる物質に代謝されるのですが、このＴＭＡＯが動脈硬化を誘発する危険があるらしいのです。

もっとも、乳酸菌などの中には、このＴＭＡＯの働きを抑制する機能がある、との説もあります。

腸内フローラを変化させていけば、動脈硬化の進行もある程度まで止められる、とする発表も出てきています。

それだけ腸内フローラが体全体に強い影響力を与えている証拠といえましょうか。

第三章

こうすれば腸内フローラは、強くたくましくなる!……食事編

まずはスムーズに「出す」

ずっと「便微生物移植」などについては、やや否定的な言い方をしてきました。一生懸命、その研究をされている方々には、申し訳ない気もします。

しかしどうも私は、腸内フローラの状態を改善するということが、そんなに簡単に、他人の便を移し変えるくらいで実現するとは思えないのです。人の体質は一人ひとり違うのですから、中にはそれがとっても大きな効果を表す場合もあるかもしれない。ただ万人に効く特効薬のような扱われ方をするのはどうも馴染まない。

地道で、時間はかかるかもしれないが、腸内環境の改善は、やはり食事と日常生活から始まる、と私は思います。

そこで、まずは食生活です。

ただ、食生活の話になると、まずどんな食べ物を食べたらいいのか、から普通は話が始まってしまいます。

やれ発酵食品がいいとか、やれ乳酸菌がたっぷり入った食べ物を食べよう、とか。

もちろんそれも重要です。この後に触れていきます。

しかし、「入れる」とともに、とても大事なことがあるのです。「出す」です。不要になったものを、どう外に出す、つまり排泄するか。私が現在やっております東洋医学の分野では、ときに「入れる」以上に「出す」を重視します。食べた物の栄養素を体内でしっかり吸収し、余分なものは排出する、そこにこそ人体の働きの基礎があり、健康の元があるからです。

スムーズな便通こそが、健康な腸内フローラの秘訣です。

となると、便秘と下痢は大敵ですね。体に必要な水分やミネラルまで出ていってしまう下痢は、体力の低下を招くので要注意ですが、それ以上に腸内環境を荒らすのは、やはり便秘です。

私たちの腸内にはビタミンなどを生産し、健康と若さの維持に貢献している善玉菌と、たんぱく質などを分解してアンモニアなどの有害物質を作る悪玉菌、どちらでもなく、その時の勢力が強いほうに属する日和見菌がある話はすでにしましたね。

その善玉菌は乳酸、酢酸なども作って、腸内を酸性に保って、ウィルスや毒素の侵入を防ぎ、腸の蠕動《ぜんどう》運動を活性化して、便をうまく出やすくする働きも持っています。

ところが、便秘で長い間に便を溜め込んでしまうと必要以上に水分が吸収されて、ますます便は通りにくくなってしまいます。

こうなると、悪玉菌の最高の棲家になっていくわけです。

悪玉菌が増えていくと、さらに日和見菌まで悪玉菌化していくので始末が悪い。悪玉菌優位ですと、腸内ではアンモニアなどが増えるのですから、強烈な臭いのおならが出やすくなったり、ガスが腸内にたまっておなかが張ったり、腹痛が起こりやすくなったりします。

症状はお腹にとどまりません。倦怠感、頭痛、吐き気、肌荒れなど、体全体に悪影響が出てきます。

悪玉菌の増殖がさらに進めば、動脈硬化やがんなどの一因にもなってしまいます。悪玉菌が生産する毒素は、本来は肝臓で解毒されるのですが、体調が低下して肝臓の働きが鈍っていたりすれば、全部は処理しきれずに全身に運ばれていってしまいます。

お陰で、血管が硬くなっていったり、細胞が傷つけられたりするかもしれないのです。

クドいようですが、腸が健康な状態なら、悪玉菌といえど、こんなヒドいことはしませんよ。善玉菌や日和見菌と折り合って、大人しく暮らしているのです。便秘などが悪化して、腸内が荒れた状態の時に、暴れだすのです。

原因として考えられるのが、脂肪分の多すぎる食事、運動不足、食物繊維の不足、暴飲暴食、不規則な生活、ストレス、女性に多い過度のダイエットなどでしょうか。

それぞれについては、改めて検証していきましょう。

いいウンチのためには、バランスのよい腸内フローラを

スムーズに「出す」ためには、とりあえず「腸のクリーニング」が欠かせません。

もっとも、誤解されると困ります。「クリーニング」といっても浣腸のような腸の洗浄を積極的にやりましょう、という意味ではありません。

前にも言いましたね。外からの強い刺激によるこうしたやり方は、何度も繰り返していけば依存症になり、腸の働きはどんどん弱まっていくトに、洗浄効果も薄れていきます。

腸の粘膜が過敏になって、ひどい下痢になったり、粘膜が傷ついて感染症になってしまう危険もあります。

無理に外から何かをするのではなく、体内にいい食べ物を入れて、中からの体質改善を図るのです。

また「クリーニング」という言葉を使うと、まるで腸の中を無菌状態にするかのように誤解される危険性もあります。まったく違います。善玉菌まで殺してしまったら、病原菌はどんどん侵入してくるし、摂取した食べ物の栄養分も吸収できなくなってしまいます。

第一章で述べたとおり、私は腸を「ぬか床」と考えています。

「ぬか床」は微生物の力でおいしい漬け物を作るのですが、その微生物の代表が乳酸菌です。野菜をぬか床の中に漬けると、野菜の表面にいる乳酸菌がぬか床の中で増殖し、保存性と独特の風味を生み出す乳酸を作るのです。

お酒、味噌、納豆なども、みんな、こうした微生物の「発酵」によって生まれたものです。

その一方で、物質を微生物によって変えるものとして「腐敗」があります。食べ物が「腐る」という現象ですね。

この「発酵」と「腐敗」の境界線がどこにあるかはとても難しいのですが、いわば「益虫」と「害虫」のような違い、といっておきましょうか。

「発酵」と「腐敗」は腸においても起きますし、そのもとになっているのが腸内細菌なのです。

ごくごく単純化していうと、発酵のもととなっているのが乳酸菌などの善玉菌であり、腐敗のもとになっているのが大腸菌のような悪玉菌、といえましょう。もっとも、発酵と腐敗の両方に関わっているものがあったり、細かく分析するととても大変ですが、だいたいはそういう図式です。

腸の中で善玉菌が優位なら、ぬか床の発酵は順調に進んで、スッキリしたお通じになります。反対に悪玉菌が優位ですと、ぬか床の中の物質は腐敗が進んで、腸自体の活動も鈍ります。

便秘で、不要物が中にとどまってしまうのは、たとえていえば、ゴミ置き場に生ゴミがたまってしまうようなものでしょう。臭くもなりますし、一度たまってしまうと、なかなか処分もしにくくなっていきます。

だからこそ、「腸のクリーニング」とは、腸をスッキリとお掃除して腸内フローラを善玉菌優位のいいバランスにし、いいウンチを出せるようにすることなんです。

かつて、こうしたものは、肌荒れが治る、とか、ダイエットにいい、とか女性の美容がらみで語られることが多かったようです。

しかし、最近の研究によって、体だけではなく「心」に与える影響もとても大きいことがわかってきています。

いい腸内細菌はたくさんのセロトニンやドーパミンを生んでくれます。

それに腸に古い便やガスがたまっていたら、イライラしやすくなったり、眠れなくなったり、いろいろな弊害が出てきます。

よく、腸にはずっととどまり続けている「宿便」があって、下剤を使ってでも、それを外に出さないといけない、などという人がいます。私は、そういうものはないと思います。腸の蠕動《ぜんどう》運動は、便をしっかりと効率的に次々と押し出していくので、こびりついて残った便というのは、たぶんないはずです。

必ずしも朝食を食べるのが腸内フローラにいいとは限らない

腸を一日活発に動かすには、毎朝、キチンと朝食を摂りましょう、とは、よく言われることです。

朝食を摂れば体温は上昇し、体にエンジンがかかった状態になります。朝食を食べて糖質を得た腸内フローラは酢酸などの有機酸の生成も活発になり、腸の蠕動運動も高まって便意も強くなり、体もポカポカしてきます。

もう少し、「出す」ことについて詳しく言えば、排便を促す基点となっているのは、胃です。胃の中に食べ物が入ってふくらむと、それが大腸に伝わっていって、大腸は便を直腸に送り出そうと蠕動《ぜんどう》運動を活発にします。

朝起きて、カラッポだった胃に食べ物が入ると、より強く、大腸の活動が盛んになります。

スムーズに「出す」ためにも、朝食は摂った方がいい、というのはいわば常識ですね。もちろん腸内フローラの元気にもつながります。

健康本をみても、「朝食はちゃんと食べるのが健康の源」と書いてあるものが多いです。

ではありますが、それが万人に共通する「常識」なのか、と問い直してみると、どうも私はそこまではいかないのではないか、と思っています。

人間の体質は一人ひとりみんな違い、スギの花粉を吸ったからといって花粉症になる人もいればならない人もいますね。ただ一方で、暴飲暴食は腸の悪玉菌を増殖させる、といったようなことは、人間の体ならば誰しもに共通して起きます。世界中どこを探しても、腸の処理能力を超えたドカ食いをして、かえって腸が健康になる例はありません。テレビによく出てくる「大食いタレント」などは、必ず腸は乱れており、いずれどこかに症状が出てくるでしょう。

つまり、「健康にいいこと、悪いこと」にも、「誰にでも共通すること」と「人によって違うこと」がある、と私は考えるのです。

私が思うに、「朝食」はその後者です。

朝食を抜きにした方がお腹の調子がいい人だって、たくさんいます。そうした人たちに、強引に「朝食は体にいいのだから、食べろ」と押し付けたらかえってストレスになって腸に悪い影響を与えかねません。

だいたい一日三食にこだわる必要自体がないのです。江戸時代の、特に前期は一日二食が当たり前だったそうですし、モチリンという、腸の蠕動《ぜんどう》運動を促して便秘予防にいい、とされているホルモンの分泌は、逆に朝食を食べないほうが多くなる、との指摘もあります。

それで朝食抜きで健康になる「一日二食健康法」を提唱している人たちまでいるのですね。

「朝食は必ず摂れ」と同様で、こちらも、「人によって違う」ものではあるのでしょうが、「朝食崇拝」が薄らいで、多様な考え方が出てきたのはいいことです。

結局、あとは本人の判断ではないでしょうか。昼間抜いて、朝と晩は食べるのがお腹にいい、と判断したのならそれでもいいし、一日一食の方がお腹がすっきりして活動がしやすいのなら、そうしたらいい。「□○×△しなければいけない」との呪縛にとらわれているのが、かえって腸にはよくないでしょう。要は、自分のお腹の体質にはどういう食習慣が合っているのかを見つけ、実行していくのが大事なのです。

また、「健康のため」と朝食を食べるとしても、パンとコーヒーだけで済ませてしまうのでは意味がありません。栄養分の偏った、栄養不足の食事は、かえって腸内環境を悪化させてしまう危険があります。糖質やたんぱく質、ビタミン、ミネラルなどがバランスよく含まれている食事をとって、初めて健康にいい朝食なのです。

バランスが悪い食事なら、無理して摂るべきではないかもしれません。

もっとも、一定の時間に規則正しく食事をすることは腸にとっては大事なことです。腸はリズミカルに、規則正しい生活を送ると、「よし、これから働くぞ」と毎日、やる気になってくれますが、食事時間が不規則だと、どこで働いたらい

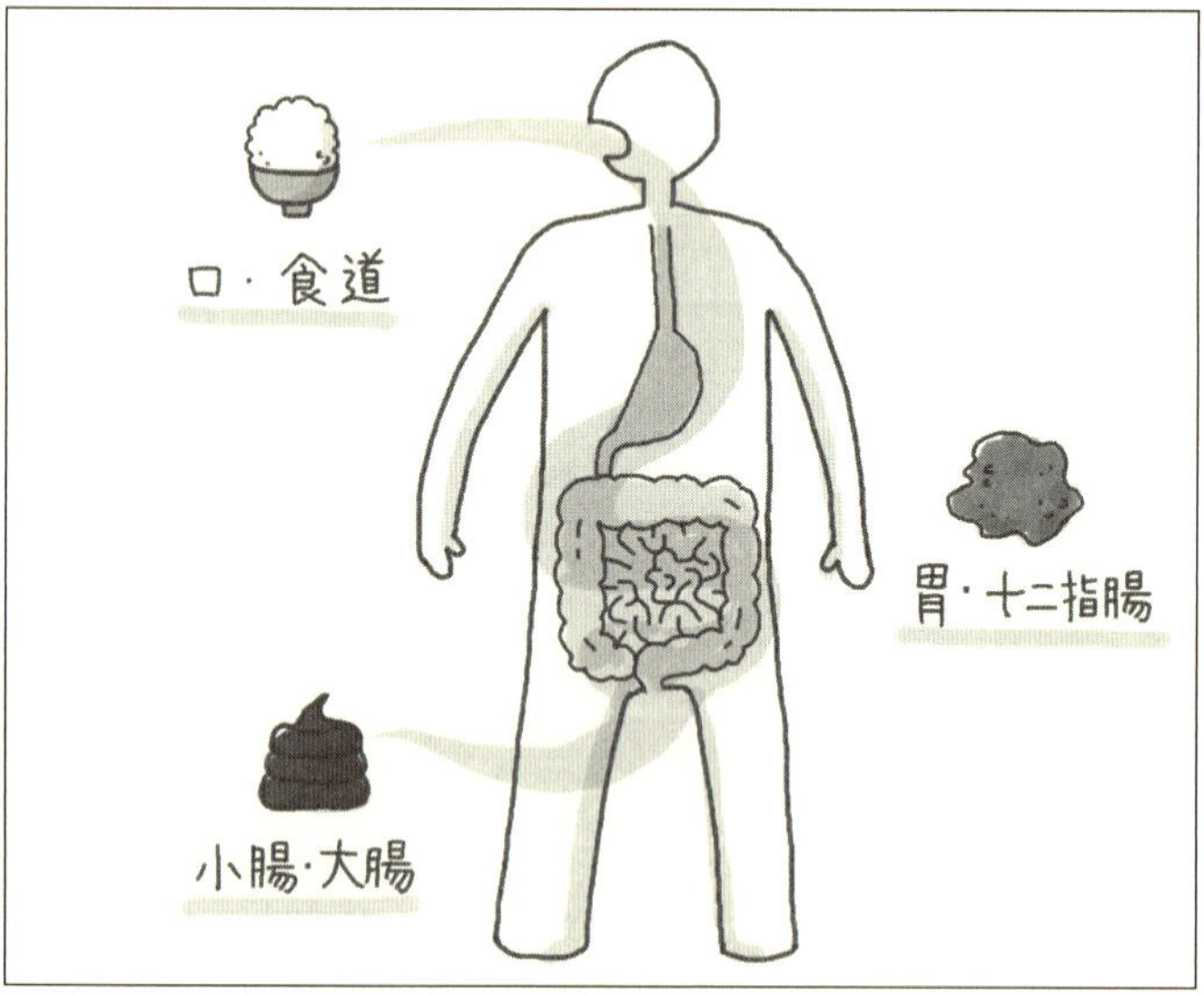

■図12　ウンチが出来上がる道すじ

いかわからなくなって、動きが鈍ります。

日本人の腸内フローラのためにいいのは、ヨーグルトより和食!?

腸にいい食べ物、といえば、すぐに浮かぶのがヨーグルトですね。確かに牛乳を発酵させて作るヨーグルトには整腸作用があります。

その一方で、「ヨーグルトは日本人の体質には合わないから食べても無駄だ」との主張もあります。

いわく、「牛乳に含まれる乳糖を分解できる酵素が日本人にはない人が多いから、乳糖を分解できない。そうなるとお腹はゴロゴロするし、せっかく体に良いと言われているヨーグルトを食べてもお腹を下してしまえば食べかすとして排出されるだけだから食べてもムダである」ということなのだとか。

昔からヨーグルトなどの乳製品をたんぱく源にしていた欧米人と違い、確かに日本人やアジア系の人は、成長とともにミルクの主成分である乳糖を分解する酵素が少なくなるために、お腹がゴロゴロする、吐き気、胃痛などの症状が出る「乳糖不耐症」

の人が多いといわれているのは事実です。

でも、たとえ乳糖不耐症の人でも、牛乳はともかく、乳酸菌の力で乳糖が一部分解されたヨーグルトならば食べられる、という人も多いんですよ。それに、乳酸菌と結びつくと、たんぱく質・カルシウム・ビタミンなどの吸収率が上がるので、ヨーグルトを食べても無駄になるということはないでしょう。

結局、これもまた、人によるのです。日本人みんなが体質的にヨーグルトが合わないのではなく、欧米人と比較すれば、確率的に合わない率が高いのかな、といった程度でしょう。

ただ、「ヨーグルトさえ食べていれば腸は大丈夫」とはまったく考えておりません。人の腸の中にはそもそも乳酸菌が存在していて、人間と「共生」しています。その一方で外から入り込んでくる菌、ウィルスについてはとりあえず、なるべくどんなものでも中に入れないで排除していくシステムになっています。

体の「門番」ともいえる代表のひとつが胃酸です。胃に入ったものを異物と感知したら胃酸が殺菌してしまいます。

ヨーグルトの乳酸菌は、この胃酸に弱い。だから腸に届く前に多くは死んでしまいます。それでわざわざ「腸に届く乳酸菌入りヨーグルト」なんていうのが売られていたりする。

それに、人間は生きてきた風土や食生活、築き上げてきた遺伝子などで、地域ごとに、体質に、ある共通した傾向が出てくるものなんですね。血液型の分布でも、日本人はA型が多数派ですが、アメリカのインディアンは大部分がO型だったりします。狩猟民族で肉を食べていた欧米人が、肉や乳製品を消化するための消化酵素がたくさんでるような体質になったのに対し、農耕民族で肉や乳製品はあまり食べておらず、植物性の食べ物が中心の日本人に、伝統的に肉、乳製品を消化するための消化酵素が少ないのは、当然といえば当然です。アレルギーも出やすい。

では、ヨーグルトなどの乳製品に対して、日本人はどんなものでたんぱく質をとっていたかといえば、たとえば味噌です。たっぷりと大豆たんぱくの入った発酵食品である味噌は、多くの日本人にとって体に馴染んだ整腸食材といえるでしょう。

また、納豆、豆腐といった食べ物も、いいでしょう。数多くの食材に、乳酸菌の入った発酵食材もほどよく含まれた「和食」は、最も日本人に合った整腸料理なのではないでしょうか。

いっておきますが、これも、日本人全体に当てはまるわけではありませんよ。ただ、比率としては、ヨーグルトより和食が合う人の方が多いだろう、というだけです。

「毎日ヨーグルトを食べて、私の腸は絶好調」

という方だっているでしょう。

なお私自身は毎日、納豆、味噌汁は欠かしませんが、ヨーグルトは食べません。乳酸菌や整腸がどうこうよりも、ただ単にあまり味が好きではないのです。

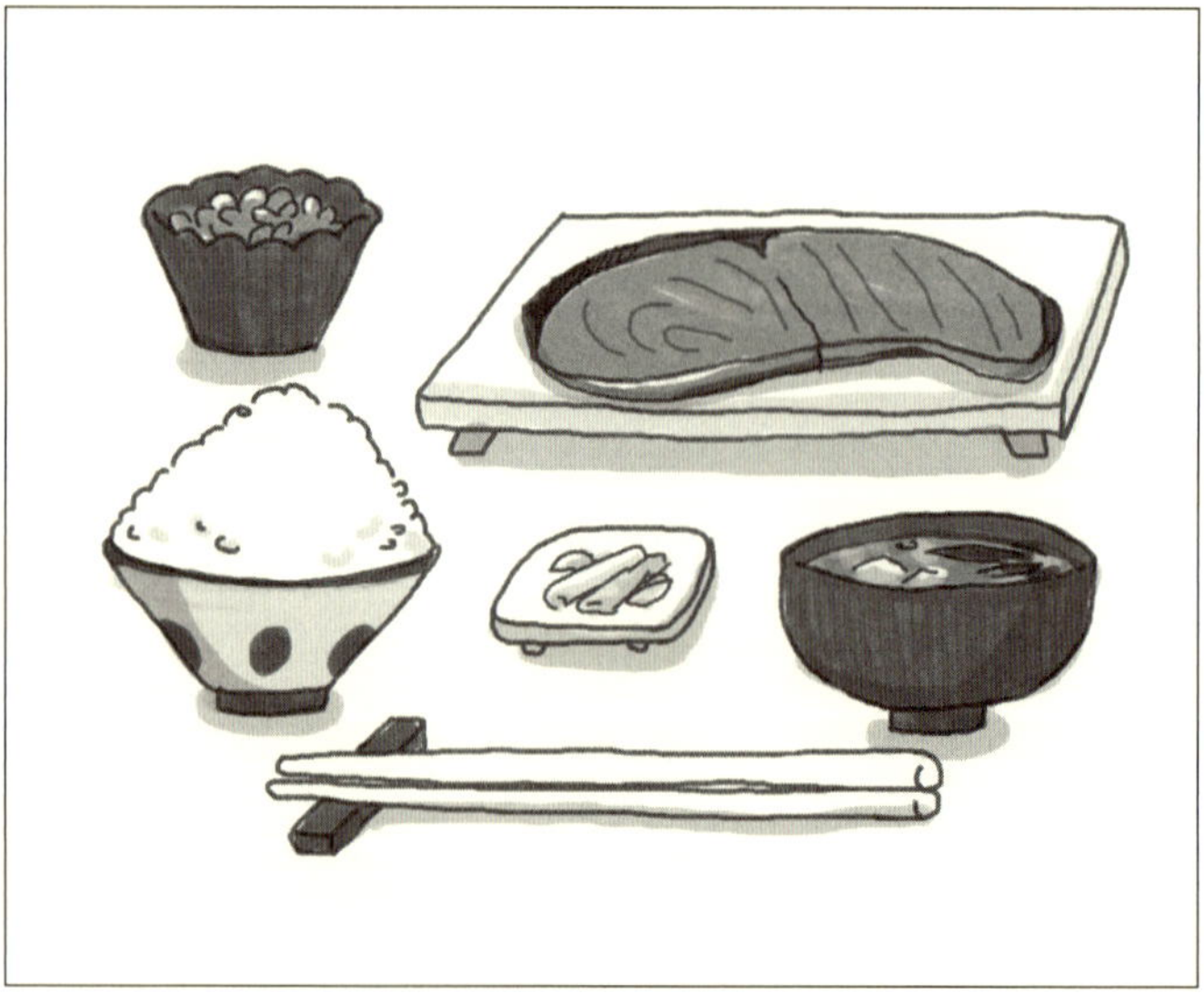

■図13 「和食」と腸内フローラの相性はバツグン

もしも発酵食品を摂るなら、ニセ発酵食品ではないものを！

発酵食品の話をもう少し続けましょう。

そもそも、発酵食品とはどんなものかを、まず最初に書いておきましょう。

醗酵食品とは、食品加工の過程で酵母やカビ、乳酸菌などの微生物の活動によって腐敗菌の活動を防ぎ、さらに、酵母や乳酸菌の働きでもとの食材に独特の風味やうま味が加わった食品です。発酵の過程で、食材が新しい栄養分を吸収するために、発酵前よりも栄養価がほとんどの場合、高くなります。

しかも酵素の働きで、栄養が体に効果的に吸収されるのもいいですね。

糖質を分解して乳酸を生成する乳酸菌は、ヨーグルトやチーズ、漬け物などに使われる発酵菌の代表ですね。酢酸菌は、エタノールを酸化して酢を生産します。また、でんぷんやタンパク質を分解する酵素を生産する麹菌は、味噌や醤油などの製造には欠かせません。糖をエタノールに変える力をもつ酵母菌は、お酒を作るときに必要ですし、酵母菌の一種である天然酵母菌やイースト菌はパンの製造に使われます。

発酵食品がなぜ腸内環境の改善にプラスになるのかといえば、たとえば、食品の中に含まれる乳酸菌などが善玉菌のエサになってくれることがあげられます。生きている菌だけでなく、死んだ菌もエサになってくれます。

発酵食品を食べると、腸の消化・吸収が良くなるため、発酵で作り出された酵素や成分をしっかりと取り込むことができ、それらが腸を整えるという相乗効果も生まれます。

発酵食品の素晴らしさはそれだけではありません。たとえば、日本の代表的な発酵食品といえる納豆ですが、納豆には血液凝固因子を作るのに不可欠なビタミンKもたくさん含まれていますし、原料は大豆ですからたんぱく質も豊富です。食物繊維についてはあとで触れますが、その食物繊維が豊富であるということも、腸に良い影響を与えてくれますし、納豆には血栓を溶かす酵素が含まれていますので、血液がサラサラになるという効果もあります。

長時間熟成発酵させた本物の醤油や味噌、それに納豆などで、腸内フローラをしっかり育てていくのが、健康長寿につながるのです。

世界的にもチーズ、キムチ、ザーサイなど発酵食品は各地にあるし、日本国内でもクサヤや鮒寿司、漬け物をはじめ、その土地独特の発酵食品は数え切れません。

まるでいいことづくめの発酵食品なのですが、今、困った問題があります。「発酵食品は体にいい」というイメージが浸透するあまり、本当はしっかり発酵していないのに「発酵食品」と銘打って売っている食品が氾濫しているのです。

もともと菌の活動に頼って作る食べ物なので、多くはじっくり発酵を待つ時間も必要ですし、腐敗の心配もあるので、細心の品質管理も必要ですね。

でも、そんなことしてたら大量生産、大量販売はできません。そこで、酢なら1日、味噌、醤油なら1カ月くらいで作ってしまって、菌が発酵しきらないところは、調味料や添加物を使ってごまかす、といった商品が出回るようになったのです。本当なら、どれも半年から1年はじっくり寝かせて発酵させないといけないのに。

漬け物にしても、肝心要の乳酸発酵を抑えて、かわりに化学調味料を添加して、いかにも漬け物っぽいうま味を売り物にするものが少なくありません。

菌が働いていないし、「減塩」が叫ばれている影響で、雑菌の増殖を抑える塩分も控えめです。

だから腐敗しやすい。で、またそれを添加物で補う。化学調味料やら着色料やら、たっぷりの厚化粧です。

どうも日本人は「除菌」といったらみんなそれに向かい、「減塩」といったらみんなそれに向かう国民性が抜けきれないようです。塩分過多は確かに問題かもしれませんが、保存食品に塩を使って雑菌からガードしてきたのは日本の伝統的食文化です。しかも天然塩なら、皆さんが危惧するほど体に悪くはありません。それよりたっぷりの添加物のほうがどれほど悪いか……。

スーパーなどで並ぶ、やたらと色鮮やかな漬け物が、着色料を使いまくった、「ニセ発酵食品」だとしたら、それが腸にいい影響を与えるはずがありません。

適量の水分は摂る！　ただし、いい水を！

腸の活動を活性化させるものとして、どうしても発想としては食べ物ばかりにいってしまいますが、水の重要性も欠かせません。

なにしろ、健康な腸の状態で、便の中の70〜80％は水分なのですから。水分をある程度きちんと飲むことは、腸を活性化し、腸内フローラの状態を良好に保つために有効です。

朝、目を覚ましたらすぐに水を飲むのが便秘をよくする方法の一つであるのは、知られています。これはいわばスタートボタンなんですね。空っぽのお腹の中に冷たい水を入れて、胃腸を刺激し、「さ、今から動き出しますよ」と彼らに起きたのを知らせるためのもの。

実際、腸の蠕動《ぜんどう》運動もこの1杯によって本格的な活動が始まります。便秘気味でお困りの皆さんには「欠かせない1杯」です。

同時に、硬くなっている便を柔らかくして、外に出しやすくするためにも水分は必要です。

とはいえ、水を飲んだからといっても途中で吸収されて、ようやく大腸に達するのは10分の1以下といわれています。その上、大腸でさらに吸収される分もあるため、便に使われる水分はもっと減ってしまいます。もっとも、下痢の場合は、大腸の吸収が弱くなっていて、水分比率が高い便になってしまうわけですが。

逆に、水分が少ない便秘の便になりますと、なんとか水分比率を高めなくてはいけません。特に夏場など、汗をかいて水分が体から失われてしまう季節は、余計に水分量が減って、便秘が悪化するケースも多いようです。

せめて一日に1．5リットルから2リットルくらいの水分は摂るべきでしょう。

飲むとしたらどんなものがいいか、となれば、水道水でも構わないのですが、可能なら、浄水器を通すなり、ミネラルウォーターか、あるいはカルシウムやマグネシウムなどが豊富な天然水が入手できるのなら、飲料水としてストックしておくといいでしょう。

温度は15℃から20℃くらいの常温がいいですね。冷蔵庫で冷やしたものでは、お腹も冷えます。

水ばかりで飽きてしまうなら、コーヒーやお茶なども適度に利用しましょう。お茶は緑茶、紅茶、ウーロン茶など製造方法はいろいろですが、もとの茶葉は一緒です。コーヒーやお茶に含まれるカフェインは、水分補給だけでなく、腸に刺激を与えて、活性化してくれる作用もあります。ただ、飲みすぎると、今度は逆に腸の動きを鈍らせて、便を硬くしてしまう危険もあります。あくまで適量。一日4～5杯以内に抑えるのがいいでしょう。

夏場など、ジュースや清涼飲料水を水代わりにたくさん飲む方もいますが、糖度が高いので、これも適量に抑えるべきでしょう。

食事の時に味噌汁やスープといった、水分が多いメニューをいつも加えるのもいい方法です。

「これぞ天然の便秘薬」として、水ではなく、牛乳を毎朝飲む方もいます。ただ、どうせ乳製品を摂取するなら、ナマの牛乳より、発酵して乳酸菌が吸収しやすくなっているヨーグルトの方が腸や腸内フローラにはやさしいでしょう。

また、水分補給は欠かせないものの、水分の摂りすぎは「ぬか床」である腸を水浸しにします。飲みすぎの翌日、下痢で苦しむのは、たくさんの水分を摂った上に、それを腸が吸収しきれず、まさに水浸し状態になっているためです。あくまで適量、です。

植物油も、適量の摂取が大事

植物油が腸の働きを活性化し、便をスムーズに排出するための大事な食材なのはよく知られています。現在でも、イタリアなどでは子供たちの便秘予防のためにスプーン一杯のオリーブオイルを飲ませる習慣があるそうです。

これは、オリーブオイルの中に含まれているオレイン酸と呼ばれる脂肪酸の一種が働くためだ、といわれています。オレイン酸は小腸では吸収されにくく、大腸に達しやすい上に大腸に達するスピードもはやく、即効性があります。便のすべりをよくする潤滑油の働きがあるとともに、動脈硬化、高血圧などの生活習慣病の予防、改善にも役立つとして、注目を集めてもいるのです。

テレビの健康番組にもしばしば登場しますよね。「オリーブオイルをたっぷり使った料理で便秘がよくなる」などといった形で。

確かに、その効能は間違いではないのですが、たとえ植物油でも、高カロリーなのは間違いありません。

植物油の主成分のひとつであるリノール酸も、成長に欠かせないながら、人の体では合成が出来ず食品から摂らなくてはならない「必須アミノ酸」です。しかし、動脈硬化を起こす悪玉コレステロールとともに、それを防ぐ善玉コレステロールまで減らす性質をもっています。肥満の原因にもなります。それにがんを誘発する危険があり、摂りすぎると、免疫力を抑制して、病気に対する抵抗力を弱めてしまう危険もあります。

やはり、摂取量は適量で、でしょう。

でも、この「適量」が植物油では難しい。人間を含む動物には、ごく自然にエネルギーを確保しようとする本能があって、脂肪をたっぷり含む油分を「おいしい」と感じやすいのですね。

だから、なるべく豪華な味にしようとすれば、西洋料理、中華料理などどこでも、たっぷりと油を使います。

さらにファストフードやコンビニで売られているお菓子などにもたっぷりの油が使われています。しかも、多くは「植物油」と記載されています。

前に、発酵食品にも本物と「ニセ発酵食品」があると書きましたね。実は、植物油の方にも、それに似たものがあるのです。コンビニのお菓子などの「植物油」は、厳密に言うと、だいぶ天然のものとは違う、安いコストで、化学的に大量生産されたものなのです。

特にいけないのは、この油には、自然の油にほとんど含まれないトランス脂肪酸が入っていることです。このトランス脂肪酸は、悪玉コレステロールを増やして心臓疾患の原因にもなる、といわれますが、腸でいえば潰瘍性大腸炎を誘発する危険性も指摘されています。肥満にもなりやすくなります。

このトランス脂肪酸、使いまわした油にも生じるとされていまして、いわゆるファストフードで使う油にも、含まれているでしょう。

油の強い、そうした食べ物は、腸内でも悪玉菌を増やす要因となります。それに下痢気味の時は、天然の植物油でも、なるべく控えたほうがいいでしょう。症状がひどくなる可能性があります。

目安としては、天然ものをだいたい1日にスプーン2杯くらい摂取するのが理想的でしょうか。朝、目覚めた時にコップ一杯の水とスプーン一杯のオリーブオイルを摂取して、便秘解消に効果があった、という方もいましたので、試してみる価値はあるかもしれません。

腹八分目で、ゆっくりとよく噛んで

なんでこんな当たり前のことをわざわざ言うのか、と疑問に思われるかもしれませんね。

でも私は、どんな最新治療よりも、この、昔から言われていた言葉の方が、ずっと腸内環境の改善には大切だと信じているのです。

腸の環境を整えるために、「食べ過ぎない」のは、最も大切なことのひとつです。

私が掲げてきた「腸はぬか床」の考えから見ても、わかっていただけるでしょう。

仮に、ぬか床にあふれるくらいに野菜を入れて漬け物を作ろうとして、果たしておいしい漬け物が出来ると思いますか？

ムリです。それでは菌が自由に活動するスペースがなくなってしまう。

しかも必要以上の栄養を体の中に入れたら、余分なゴミも出ますし、そのゴミは処理しきれずに血液や体の各所に広がって、汚していってしまいます。

人口過密になったスラム街と一緒です。グチャグチャの無法状態になって、犯罪は多発する、ゴミはあふれて片付けることもできない。年中、ケンカやののしりあいの繰り返し。

そういうことが腸の中で起きているようなものです。いいわけがない。

規則正しく、腹八分目の生活をしている人間と、そうでない人間との比較をしてみましょう。

まずAさんは、家に帰って、午後7時くらいに夕食を食べるとします。すると、食べたものはだいたい3時間くらいで胃から腸に達し、翌朝、排泄されます。かりに、午後12時に眠るとすれば、もうその時点では食べ物は胃を通過しているので、胃は休めます。ほぼ適量といえる内容物が入ってきた腸も、腸内フローラが余裕を持って分解、吸収するために、翌朝のお通じもスムーズです。

さて一方、同じ午後7時には付き合いで酒を飲み始め、ついつい深酒をした上で、「シメにラーメンでも食おうか」と夜中の12時くらいに脂っこいものをたっぷり食べ、終電ギリギリで家に帰ってすぐに寝る、なとどといった生活をしばしば繰り返していたBさん。

胃や腸にとって、これほど重い負担はありません。何しろ睡眠中に全力をあげて消化活動をしなくてはならないし、消化酵素もたっぷり使わなくてはならないのですから。

休養も出来ず、翌朝は胃腸がもたれて食欲なし。疲れきった善玉菌に変わって、悪玉菌がどんどん勢力範囲を広げていくのはいうまでもありません。

このようなAさんタイプとBさんタイプとで、大きな差が出てくるのは、だいたい60代くらいになってからのようです。あくまで確率的にですが、Bさんタイプには、脳血管障害をはじめとした症状が出やすくなります。

「ゆっくり食べる」、これをまず実践してみたらどうでしょう。

たとえば、食事をする際、一口ごとに箸、ないしはスプーンを置いてみるのです。よく牛丼店などに行くと、急いで食べるあまり、丼も置かずに持ったまま、一気に食べ続けているような人がいますが、あれは腸にはとても悪い。どうせあんな食べ方をしても、せいぜい短縮できるのは5分くらいのものです。だったら、反対にわざとゆっくりと口に運ぶようにするのです。

すると、食事をしている間にも消化吸収が始まり、血糖値も上がりだします。それに大脳の満腹中枢が反応して、自然に満腹感がわいてきます。同時に、全身の細胞も活性化されてエネルギーが発生して、肥満も防げます。慌てて食べると、この満腹感を感じるヒマがないために、つい食べ過ぎてしまうのです。

そして、忘れてならないのは、よく噛むこと。

また「ぬか床」を思い出してくださいぬか漬けにしたりはしませんよね。ちょうどいい大きさに切って、全体にうまく菌が行き渡り、発酵が進むように手をかけます。

腸だって同じことなのです。食べ物が腸管を通って腸に達したら、栄養分を吸収しやすく、腸内フローラによる処理も

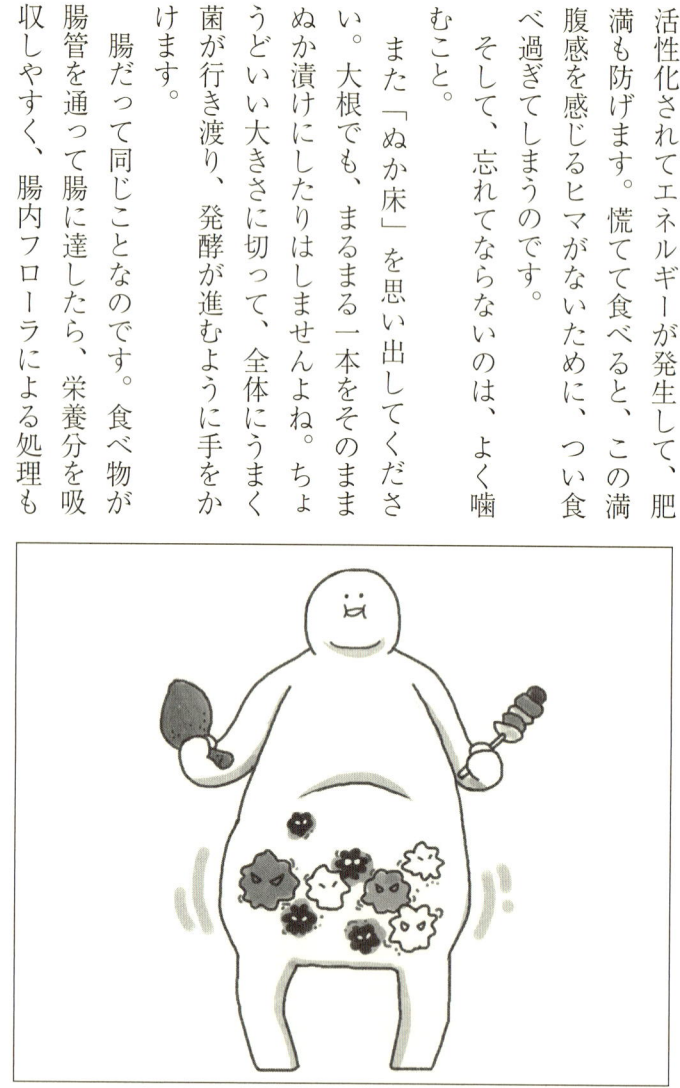

■図14　暴飲暴食は悪玉菌も太らせる

スムーズに出来、便として排泄するのにも都合がいいようにするには、前もって歯で食べ物をよく噛んで、より細かくしておくのが大事なのです。

食べ物をよく噛むとその表面積が大きくなって、消化酵素による分解効率もアップするのです。また唾液に含まれるアミラーゼという酵素は、食べ物の消化を助けるので、たっぷりとつけたほうがいい。それだけ胃や腸の負担が軽くなるのです。

さらに唾液に含まれるペルオキシダーゼには、がんや生活習慣病を抑制する効果があるともいわれていますし、たくさん噛むと、顔の筋肉が鍛えられて、シワ予防になるという話もあります。

腹八分目で、ゆっくり、よく噛んで、は、やる気になればきょうからでもすぐ出来る目標です。ぜひやってみてください。

ビフィズス菌のごちそうはオリゴ糖

腸内フローラはいったい何を食べて生きているのか?

だいたい腸内細菌全体で1日あたり糖分が30~50グラムくらい。たんぱく質が、大腸に行くエサとしては15グラムくらい。それから消化酵素粘液などの分泌物、腸の粘膜が剥がれ落ちた、いわば垢のようなもの、食物繊維、死滅した腸内細菌の内外皮、酢酸、酪酸、腸内フローラが作り出す短鎖脂肪酸、などがあげられます。

単に外から入ってきた栄養分だけではなく、すでに中にいるものをリサイクルして生きている様子がよくわかるでしょう。「大家さん」である人間の食事内容に影響を受けつつ、独自の活動をしている「異物」であるのが、ここでもわかりますね。

この腸内フローラにとってかけがえのない栄養素の一つは糖分ですが、同じ糖分でも、小腸で多くが吸収されてしまうものではなく、腸内フローラが数多く棲息する大腸まで届かなくては、発酵もさせられません。

そうした、消化耐性、つまり人の消化酵素ではなかなか消化されず、大腸まで届く糖分の代表がオリゴ糖です。オリゴ糖を消化できる細菌でなくては活用できず、その細菌の中心となるのが、腸内のビフィズス菌。

ビフィズス菌がオリゴ糖によって増殖して、ビタミンが作られ、カルシウムの吸収をよくすることで、体の健康も得られます。

オリゴ糖は何か特定の食べ物を食べれば摂取できる、というのではなく、でんぷんや砂糖、乳糖、大豆などに酸や酵素などを働かせて作ります。たとえばビート（砂糖大根）を原料にして、オリゴ糖を生成する、といった形です。

実のところ、はっきり、「これがオリゴ糖です」といった明確な定義もあるわけではなくて、一応、ブドウ糖や果糖など、もうこれ以上は分けられない単糖が複数結びついたものの総称、となっています。

オリゴ糖の特長を生かした商品としては、砂糖に代わって甘味料や整腸用として顆粒状、シロップ状でそのまま食べるものがあるだけでなく、飲料、菓子、プリン、パン、ジャムなどの加工食品にも利用されているようです。

その「オリゴ糖」も、近頃ではすっかり有名になっているし、特定保健用食品、いわゆるトクホの中にオリゴ糖を配合した商品もとても多いですね。

小腸で吸収される消化のはやいブドウ糖、砂糖、乳糖などは1グラムで4キロカロリー前後のエネルギーがあるのに対して、オリゴ糖はその半分以下。太りにくく、ダイエットにもいい糖分といわれています。

その種類は多様で、たとえばサイクロデキストリンというオリゴ糖の一種は、苦味や異臭をとる成分として野菜ジュースや口臭除去剤の原料に使われたりもしています。

大腸がんの予防に効果があったり、虫歯を作りにくくしたりと、いいことだらけの効用がうたわれていますが、それらは基本的に、大腸に届いてビフィズス菌の栄養になるから生まれることなのですね。

ただ、あまりにもオリゴ糖の効果を信じるあまり、弊害も起きています。

一応目安として、天然の粉末のオリゴ糖で、大人の適量が1日3グラムくらい。子供ならその半分くらいでしょうか。ところが、腸内環境があまりよくなくて、なんとか改善したいと思うあまり、過剰に摂取して下痢になったりする例が少なくないのです。

また、もともと胃腸が弱い人が下痢の時にオリゴ糖を摂ると、もっと悪くなるケースもあります。

体質によるのです。人によってオリゴ糖の吸収が難しくて、腸がそれを排除しようとして下痢になることもあります。もっとも、オリゴ糖が善玉菌を増やしたお陰で下痢がよくなることもあり、すべては一概にはいえません。

クドいようですが、「これさえ食べれば、あるいは飲めば、腸のトラブルはすべて解決」といった万人に効く特効薬はないのです。効く人もいれば効かない人もいる。

それをわかった上で摂取してください。

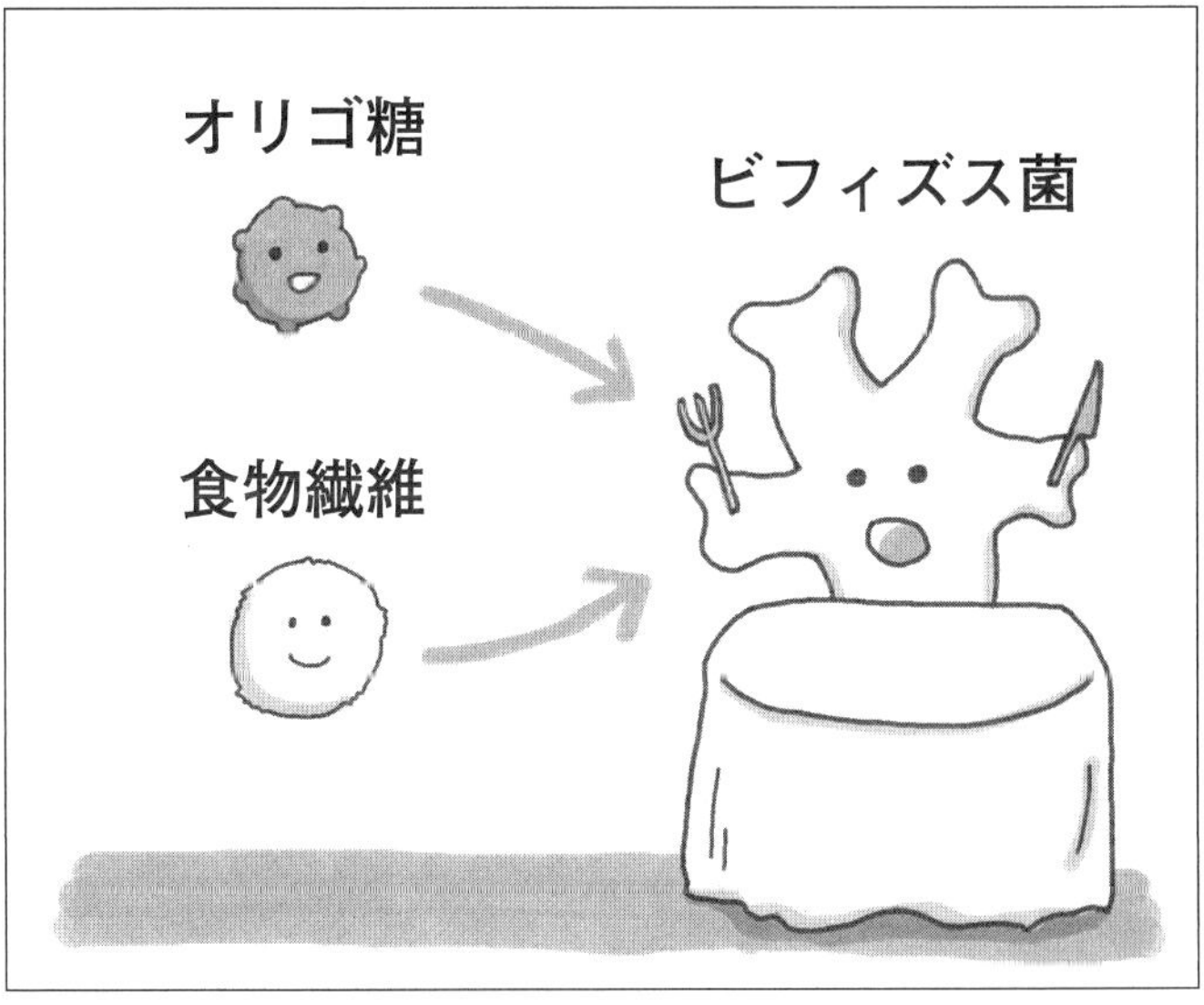

■図15　ビフィズス菌の大好物

食物繊維は、なぜ腸にいいのか?

オリゴ糖以上に、腸にいいものとしてすっかり定着したのが「食物繊維」です。トクホの中でも数が多いのが整腸作用がある食品で、だいたい食物繊維が入っています。

食物繊維の定義としては、「人間の消化酵素では消化しきれない食品中の難消化成分」となっています。たんぱく質や糖質などの成分は、食べたら体内の消化酵素で消化されて小腸で吸収されます。しかし食物繊維は消化されないまま大腸に到達してしまい、排出されるのです。

繊維といっても、すべてが糸のようになっているわけではありません。

ざっと大まかにいえば、サラサラッと水に溶けるものからネバネバドロドロのものまで、いろいろな種類があるのです。一応、通常ですと、果物に含まれるペクチンや昆布に含まれるアルギン酸のような水溶性食物繊維と、野菜に含まれるセルロースのような不溶性食物繊維があります。オリゴ糖も、消化しにくいので、食物繊維に含まれることもあります。

今はすっかり体にいいものとして認知されている食物繊維ですが、ほんの数十年前までは、さほど重視されていなかったのです。どこか「腸」に似ていますね。

元来、食物繊維自体は栄養価値もなく、エネルギーにもならないまま排出されるだけです。その上、小腸で吸収されるほかの栄養分の利用を邪魔するとの指摘までありました。

「厄介者」といった感じだったでしょうか。

急に注目されだしたのは、'70年代、この食物繊維が大腸がんの予防に関係があるらしい、との研究発表が行われてからでしょう。

とにかくこれで俄然、食物繊維への興味が高まりました。もともとの日本人が、欧米人に比較して食物繊維の摂取量が多く、その分、大腸がんの発症数が少なかったのも大きな要因となりました。

「食物繊維を調べれば、大腸がんについての大発見ができるかもしれない」。また、一般の人たちの間では、ダイエット商品として需要が高まりました。

こんにゃく、寒天などの食物繊維が主成分の食品は、食べると満腹感を得られるのに、消化しにくいために非常に低カロリー。食糧不足の時代なら、少しの量でたくさんエネルギーが生まれる食べ物に需要があったのに、飽食の今においては、かえってエネルギーが発生しないことが売り物になってしまったのですね。

食物繊維の最大の特徴は、保水性がいいことでしょうか。消化管を通る中で、食物繊維は次第に水を含んで、膨らみや粘性が増していきます。そのため、胃の中にとどまる時間が長くなって、満腹感も味わいやすく、食べすぎを防げるのですね。

それに胃から小腸への動きもスローになるので、血糖値が急激に上昇するのを抑えて、糖尿病の予防に役立ちます。さらに大腸では便のカサが増えて、ビフィズス菌などの腸内細菌の割合も増えるため、便秘を改善すると言われています。

と同時に、小腸で吸収されずに大腸に入った食物繊維は腸内細菌による発酵を受けて、脂肪酸やメタンガスなどを生成します。その生成物の一部はエネルギー源としても利用できるのです。

調べていけばいくほど、食物繊維を摂取するメリットがわかってきたのです。が、同時に、弱った事態も明らかになってきました。日本人の食生活が戦後になってどんどん変わっていき、かつては豊富に摂っていた食物繊維を、現代の日本人はあまり食べなくなってしまったのですね。

終戦直後の1947年頃、日本人は1日あたり平均27グラムの食物繊維を摂取していた、とのデータがあります。ところが今ではその半分近くにまで減ってしまっているのです。

昔の日本人の食事といえば、ご飯を中心に魚、野菜、大豆といった、食物繊維がたっぷり含まれた食材で構成されていました。やがてそこに肉や乳製品など、欧米式で、あまり食物繊維のないものを多く食べるようになっていったのです。

それでもまだ'80年代くらいまではバランスが取れていました。やがて'90年前後のバブル期がやってきて、食事はより贅沢に、摂取する脂肪の量も増えていったのです。その反動のように食物繊維の大切さや、そのメリットがうたわれるようになってきました。

さらに近年では、心筋梗塞の原因になる血管の炎症を抑えたり、高血圧や悪玉コレステロールの増加を抑えたりもするらしい、というのです。

メリットはあっても、デメリットはほぼありません。やがて体外へ出て行ってしまうものですから。

水溶性食物繊維、不溶性繊維の効能とは

水溶性食物繊維は、果物に含まれるペクチンのほか、昆布や海藻から作られる寒天、こんにゃくの成分のグルコマンナン、切り干し大根、カンピョウ、大豆などに多く含まれ、水に溶けて、粘度が高まります。小腸での栄養素の消化吸収を遅らせて、有害物質を吸着し、便として体外へ運び出されます。

この水溶性食物繊維が利用される部位は、大腸の中でも、入り口にあたる上行《じょうこう》結腸なのですね。

まず小腸から、ほぼ、おかゆのような状態になった食べ物が大腸に流れ出していきます。

その状態の水溶性繊維が大腸に届くと、腸内フローラがその繊維を発酵させて短鎖脂肪酸を生成します。その生成された短鎖脂肪酸がナトリウムと水を吸収します。

水溶性繊維の粘度が高まるとありがたいのは、それで有害物質を吸い取れるということだけではないのですね。のんびりと腸の中にいるために、消化吸収のスピードを落としてコレステロールの吸収を低下させて、悪玉コレステロール値を下げるのはも

とより、食後、血糖値が一気に上昇するのを防いでくれるのです。

一方の不溶性繊維は玄米、無精製の小麦の粉末、豆類、野菜のスジ、ごぼう、ひじき、ビート（砂糖大根）、サツマイモ、きのこ類、おからなどに数多く含まれています。

この不溶性繊維はまさに水に溶けない繊維で、大腸の最後まで確実に届き、便を太くして押し出してくれるものとしても知られています。もう少し詳しく言えば、腸の蠕動《ぜんどう》運動を盛んにし、消化管を通過する時間を短縮させると同時に、消化管内で水分をかかえ込んで容積を増加させ、それによって便の量を増やして便の排泄を促進します。

この不溶性繊維は、どうやら大腸でも直腸に近い終わりの方、下行《かこう》結腸付近に生息している腸内フローラによって発酵されているようです。

下行結腸には、不溶性食物繊維が来るのを待っていて、到着するやいなや、むしゃぶりつくように発酵を開始して酪酸という短鎖脂肪酸を生成する菌がたくさんいるのです。

しかもその菌たちにとって、不溶性繊維は心地よい住み家ともなっているようです。下行結腸ともいえば、肛門にも近く、そこに悪玉菌も繁殖して、有害物質を作る菌もいるのですが、不溶性繊維をたっぷり食べて、せっせと酪酸を作っている善玉菌もたくさんいます。

酪酸が多く出来れば腸を動かすエネルギー源や血流量を増やし、人の体に活力を与えます。

食物繊維は、意識さえすれば日常の食生活において、比較的食べる量が多い物質です。穀類、芋類、豆類、野菜類、果実類、海藻類と、まさに昔の「和食」に多く含まれています。主食である穀物を食事できちんと摂り、出来れば白米に麦を混ぜるなどして、野菜も根菜、葉菜をとり混ぜて食べるようにしたらいいでしょう。豆類や芋類、海藻類も合いますし、食事全体の栄養バランスもよくなります。

ただ、すべてはあくまで「好み」。体にいいからと、我慢して食物繊維をたくさん摂る必要はありません。

野草を食べてみるのもいいかもしれない

野草を食べるのが、最近、静かなブームを呼んでいるようです。

もちろんキノコと同じで、野草の中には「毒」の成分が含まれていて、体によくない働きをするものもあります。だから、山に行って野草を採って食べるような場合には、それに詳しい専門家に、どれなら食べていいのか、しっかり教えてもらうべきでしょう。

しかしそれ以上に、体、特に腸にいい野草はとてもたくさんあります。

そもそも、なぜ野草が腸と腸内フローラにとっていいのかといえば、これまで何度も出てきた、食物繊維がたっぷりと入っているからです。

野草に含まれる食物繊維は腸に達したら、腸内フローラの働きで発酵してのり状になり、水分の柔らかさを維持しつつ、中にたまったゴミをたっぷり吸収した上で、外に出してくれる。これはもう、前に語っていますね。

その上に、野生で、太陽の恵みをより多く受けている野草は、血液をサラサラにしてくれるなど、浄化作用も高いものが多いのです。いわゆる生薬の原料としても野草はたくさん使われているくらいです。

また、それらの野草を酵母などを加えて発酵させ、「酵素」にして飲む方法もあります。

野草を摂ることで、善玉菌の増殖が進み、腸の中は弱酸性にほどよく保たれ、悪玉菌の増殖もセーブされるのです。


同じ野草なら、私は沖縄など、南国の野草を食べてみるほうが、より腸には有効ではないか、と思っています。

沖縄などの南国では、太陽光線の当たる量が違いますね。抗酸化物質・ポリフェノールをはじめとした、人の体にもいい有効成分は、多くの場合、太陽の紫外線から実やタネを守るために色を濃くした結果、作られます。ということは、強い日光が当たる地域の方がより有効成分は増えていくのです。

抗酸化物質とは、つまり人体をサビつかせてがん細胞を増やす活性酸素の働きを抑制してくれるのですから、老化も止めてくれます。腸の動きも促進してくれます。

それに沖縄などは、気候が「亜熱帯」なのがとてもいいですね。熱帯、温帯の両方の植物が育つために種類が豊富で、しかも一年中、何かが生えています。

代表的な沖縄野草をいくつかあげれば、たとえばサクリは、別名・長命草というくらいで、肝臓や腎臓の病気のほか、血管を強くする効果で知られています。

ニガいので知られるニガナはビタミンやカルシウムがたっぷり。

薬草の一種としても知られるハンダマも、食べると血がサラサラになって抗酸化作用のあるものとしても注目されています。

野草ではなく、野菜として分類されることもあるカンダバーは、ビタミン、ポリフェノールだけでなく、眼病予防に効果のあるルテインも豊富です。

こうした野草は、今はまだ沖縄以外の地域で手に入れるのは、そう簡単ではないかもしれません。

でも、今から20年前を振り返ってみたら、ゴーヤも、シークワーサーも、沖縄や九州の一部以外で見かけることはほとんどありませんでした。それがアッという間に全国に広がったのですから、今後どうなるかわかりません。

ただ、繰り返しになりますが、野草が１００％どの人の腸にもいい、とは言いませんよ。野草なんて嫌い、という方や、体質的に受け付けない方が無理して食べる必要はないのです。

消化耐性でんぷんも、腸内フローラを活性化する！

腸内フローラの大好物のひとつに消化耐性でんぷんもあります。

ごはんのでんぷんや、トウモロコシのでんぷん、ジャガイモのでんぷんなど、とても身近な食品に含まれている成分です。食品名だけ見ると、消化されないどころか吸収が早くて、血糖値も上がって太りそうな気がするものばかり。

ホントに腸にいいの？　と首をひねりますよね。いいんです。

消化耐性でんぷんがなぜいいのかといえば、それには、胃や小腸では消化されないアミロースという物質が含まれていて、大腸で腸内フローラのごちそうになるからなのです。日本のうるち米には、でんぷんのうちだいたい20％くらい含まれますが、トウモロコシの中には、このアミロース含量を80％程度にまで上げた高アミロース種と呼ばれるものがあり、そこから取り出されたものは高アミロースでんぷんと呼称されます。

この消化耐性でんぷんがよく使われるのは上行結腸と下行結腸との中間にあたる横行結腸あたり。

発酵すると脂肪や悪玉コレステロールの合成を抑えるプロピオン酸や、酪酸といった短鎖脂肪酸を生成しますし、カルシウム、マグネシウムをはじめとしたミネラルの吸収が促進される、ともいわれています。

酪酸はまた、尿管粘膜の血流や、水分の吸収も促進します。がん化細胞の増殖を抑える効果を主張する学者もいますね。かつて食物繊維に大腸がん抑制の効果があるといわれていたわけですが、今ではこの消化耐性でんぷんのほうが効果があるのではないか、という研究が多いようです。

ただ、肝心のアミロースなのですが、日本人の食感からすると、お米でも、このアミロースが少ない方が「おいしい」と感じやすいのです。

ご飯の粘りは、お米にだいたい70％程度含まれるでんぷんで決まります。このでんぷんにはアミロースとアミロペクチンの2種類があり、でんぷんのアミロースの割合が少ないと粘りが強いご飯になり、逆にアミロースの割合が多いと粘りが少ないご飯になります。たとえば粘りがとても強いもち米のでんぷんは、全てアミロペクチンからなってアミロースは含まれません。日本の一般的なうるち米のでんぷんも、前に書いたようにアミロースが20％くらい。タイなどのお米に比べて、ずっと比率が低いのです。だからパサパサの外国のお米に比べて、日本のお米は粘りがあって、日本人はそれを「おいしい」と感じるのです。

さらには低アミロース米まで出ています。もち米とうるち米との中間で、普通のうるち米よりも粘り気があって柔らかいのが売り物です。

日本人はそれだけ「米は粘りのあるもの」という意識が強いのでしょう。

だとするなら、直接、ご飯として食べるのではなく、消化耐性でんぷんは、米粉などに加工して食べるほうがいいのかもしれませんね。

あるいは、あまりおいしくないもの、冷遇されているものの代名詞として使われている「冷や飯」をときとぎ食べてみるのもいいかもしれません。

調理したジャガイモを室温に覚ますと、アミロースが増えて、消化吸収がゆっくりになり、便通にいい影響を与えるようです。ですから、冷めたお弁当やおにぎりでも、消化耐性でんぷんを摂るつもりで食べてみたら、便秘やダイエットに有効かもしれません。

　室温の状態のご飯を電子レンジで温めたりせずに食べるのも、腸内フローラにエサを与える、と考えればいい方法かもしれませんよ。

肉食は、本当に腸にとって悪いことなのか？

「肉食は腸の大敵」

といった声はよく上がります。肉類に含まれる動物性たんぱく質や脂質は、腸においては悪玉菌のエサになる。だから食べ過ぎると消化が不十分なまま大腸に運ばれて、悪玉菌の増殖を招いて、腸内環境を荒らすもとになる、と。

　悪玉菌の増殖は、ひいては脂肪を分解するのに必要な胆汁酸を分解して、発がんを促進する物質に変えてしまったりもします。

　中でも、若者たちが大好きなハンバーガーをはじめとした脂肪たっぷりのファストフードは、悪玉菌がもっとも好むタイプの食べ物だ、と指摘される方も少なくありません。

そういう食事ばかりを摂っていれば、腸内はアルカリ性に傾き、さらに悪玉菌の温床となっていくわけです。

食物繊維がたっぷり含まれた野菜を食べず、インスタント食品やファストフードなどばかりで栄養が偏っていけば、悪玉菌の増殖とともに腸はどんどん老化していき、中には、まだ20代なのに、腸だけ診たらまるで「お年寄り」のような患者さんもしばしばいます。

農林水産省の調査によれば、1960年における日本人一人の年間食肉消費量はわずか3キロだったのが、50年後には43キロ、つまり15倍近い量にまで増えているそうです。

これだけ増えれば、確かに、肉食によって、日本人の腸内環境の変化、ことに悪玉菌の増殖はやむを得ないところかもしれません。

肉をたくさん食べれば肥満にもなりやすいし、生活習慣病になる確率も高い。だからこそ、「肉食は健康の大敵」のようにも言われるのですね。

ただ、一方では、肉は吸収力のいい良質なたんぱく質やビタミンを豊富に含む栄養豊富な食品だともいわれますし、動物性たんぱく質が不十分だと体が弱って、抵抗力も落ちる、と説く人たちもいます。

さて、どうなのか？

前もって、私の考えを言わせていただくなら、「食べたいなら、無理して我慢する必要はない」ということでしょうか。

好きなものを食べるというのは、人生の中でも最大の楽しみの一つです。食べたいのに食べないのは、かえってストレスをためて、腸にとってもよくありません。

ハンバーガーのようなファストフードにしても、好きなら食べればいいのです。ただし、極度な食べすぎはいけませんが。

沖縄の人がとっても好きな「ポーク」という食べ物があるのを知っていますか？豚肉をミンチにして、ラードや香辛料、塩などをたっぷり使って固めた缶詰で、東京のスーパーにも普通に売っています。コンビーフに似ていますね。

これが「健康に有害」とだいぶ叩かれました。中性脂肪やコレステロールを増やす飽和脂肪酸がたっぷり入っている上に、高血圧の原因といわれる塩分もたっぷりです。

腸内フローラを荒らす食品添加物も多いので、善玉菌の増殖が阻止されます。

どこをどう見ても、腸にとってひとつもいいことはありません。ところが、沖縄に住むお年寄りの何人かに「ポーク、食べますか?」と聞くと、半分以上の人は、「食べる」と答えるのです。

理由は、「おいしいから」。

みんな、80歳、90歳になっても元気で、毎日、しっかりと食事を摂っている腸の丈夫な方々です。

もちろんポークばっかり食べているのではなくて、チャンプルーなどの炒め物に肉の代わりに入れたり、小さく切ってチャーハンの具にしたりするのですが。

前に、食品添加物は腸に悪い、とは書きました。が、あくまで問題なのは過剰摂取です。

「これを食べたら体に悪い」などということは気にしないで、「おいしい」と感じたら、いろいろな食べ物のひとつとしてうまく混ぜながら食べる、それがストレスを生まず、腸内環境を良くするためにはとてもいいことなのです。

「有機野菜」はすべて腸にいいのか？

野菜を食べると腸と腸内フローラが活性化するのは、確かでしょう。

豊富な食物繊維を摂取できますし、ビタミンやカルシウムがたくさん入っているものも多い。

でも、今、スーパーなどで売られている野菜が、果たして本当に腸にとっていいのかとなると、疑問はあります。1個当たりの野菜に含まれるカルシウムやビタミンCの量が、ものによっては20年前の半分以下になっているようですから。

食べてみても、自然の味が失われているものがかなりあります。すごくすっぱかったり、濃かったりするものが減って、みんな平均的な、似たり寄ったりの味になってしまった。

外見は大きいし、色もキレイで見栄えはいいのに、内容は貧弱。どこか、現代の若者と同じようなイメージがしてしょうがありません。

ずっと私は、植物にとって大切なのは根っこであって、またその根っこを支える土壌がしっかりしていなくては、いい花も咲かないし、いい実もならない、と言い続けてきました。

なぜ「力のない野菜」が増えてきたかの原因として、農業も合理性ばかり重視して、化学肥料を大量投与しているうちに、土壌の中の有益な微生物が減ってしまったんですね。

まったく人間の体と同じ。「薬漬け」にしてしまった末に、善玉菌をどんどん減らして腸内環境を悪化させた図式です。

野菜も人間も同じですよね。良い土のもとでなくては根も育たないし、いい作物も生まれない。

健康な野菜を食べなくては、健康な腸にならないのです。

ただ、じゃあ、「有機野菜」を食べましょう、と単純に言えるかとなると、そうはならないところが難しい。

多くの皆さんはご存知でしょうが、有機野菜でも、まったく農薬を使わないわけではないんですね。農薬を使わないで作られたものもあるけれど、使っているものもある。

また化学肥料は使わないとしても、家畜の糞尿を発酵させて作ったり、草を発酵させて作ったりする有機肥料を使うことは多いのです。

そうした肥料は、じっくりと時間をかけて発酵させて、腸の善玉菌にあたるような微生物が活発に活動してくれる状態になっていれば、問題はありません。しかし、そうとは限らないのです。まだ発酵が不十分なまま使われると、有害な病原菌などが肥料の中に残ってしまったりするために、逆にその作物を食べると食中毒を起こしたりする危険がある。

とはいえ、ラベルを見てもちゃんと発酵した肥料を使ったものか、そうでないものかはわからずに、全部が「有機野菜」なのです。見た目で判断しようがありません。ですから、私は、ラベルやブランドを信用しすぎないほうがいいですよ、と言いたい。所詮は、そういったものは脳による判断です。

答えは、腸が出してくれるんです。お店に行って、野菜を見て触れて、腸が「おいしそうだな」「食べたいな」と反応しているものを買う。腸内フローラは、自分にとってどれが「おいしい」か、ちゃんと「大家さん」であるあなたに教えてくれるはずです。

抗がん剤、抗生物質、食品添加物は腸内フローラの大敵

すでに西洋医学の医師ではなく、東洋医学のほうに移ってしまった私が、もはや患者さんに「抗生物質」を処方することはないでしょう。それでホッとしたとまではいいませんが、「抗生物質」と縁が切れたことは、私にとっては、決して不本意ではありません。

正直言えば、昔からあまり使いたくなかったということでしょうか。

抗生物質は、救急の患者さんにとっては、とても大事な医薬品です。体に害を与えそうな細菌をまず叩く。戦争などでは、爆撃されて傷を負った人たちが抗生物質によって救われた例は数限りないでしょう。平和な時代でも、交通事故で、瀕死の状態で駆け込まれたりした患者さんには、絶対に必要です。傷の化膿止めのように、入り込んでくる細菌を素早く殺すには、抗生物質はとても有効です。

細菌によっての二次感染を防ぐ意味でも、抗生物質の役割は重要です。

人類の生命を守るためにとても役立ってる。素晴らしいことです。

ただ、とここであえて言っておきましょう。これがこと腸内フローラとの関係とな

ると、「天敵」といってもいいくらい相性が悪いのです。

抗生物質が殺してしまうのは病気を引き起こす「悪い細菌」だけではない。善玉菌もひとまとめにして殺してしまう。

抗がん剤と一緒ですよね。あっちはがん細胞も殺すが、道連れで正常な細胞も殺す。

さすがに悪いヤツは殺して、いいやつは生かしておこうなんて、そんな都合のいいことを抗生物質がやってくれるはずがありません。それに人間の体なんて、どこからが「いいもん」でどこからが「悪いもん」か自体があいまいなのですから。善玉菌は生かして悪玉菌だけ殺す抗生物質、というものが仮に現れたとしても、悪玉菌の中でも「いい仕事」をしているのもいるわけで、二者択一みたいなことでは割り切れません。

さらに困ったことに、抗生物質と闘ううちに菌の方も強くなってきて、悪い菌の中には、抗生物質が殺しきれないものがどんどん増えているのです。

それに、近頃は少なくなってきましたが、かつてはたとえ軽い風邪でも、病院に行くと抗生物質が出されたりしましたね。あれはおかしい。風邪の原因の多くはウィルス感染です。抗生物質は動物の細胞の中でだけ増殖するウィルスではなく、外でも増殖する細菌を殺す能力しかないので、風邪そのものにはほぼ効き目がないのです。ただ単に、風邪をこじらせてより重い病気になるのに備えての予防なのです。

病院の医師にしても、抗生物質を使えば腸内フローラまで影響が出るのはわかっています。

「薬漬け」の弊害も、この抗生物質の使用が大いに関わってきます。

そこで、だったら同時に胃と腸を保護する薬を処方しておこう、となります。でも、その薬に副作用があったら、それを抑える薬も出しておかないと、となって、またさらにその薬の副作用も抑える薬を、となっていくと、雪だるま式に患者さんに与えられる薬が増えていきます。

患者さん側も、もらった薬は飲まないと不安ですから、飲む。飲み続けるうちに、抗生物質の弊害だけでなく、薬が多すぎてそれを処理するのに腸は疲れ果て、腸内環境はボロボロ、腸内フローラは荒れ放題です。とても「お花畑」どころではありません。

いわゆる「薬漬け」です。

病院経営上、薬は出来るだけ処方したほうが収入が増えて助かる、との一面も否定はできません。

私も、かつては開業医としてやっていましたから、経営の厳しさはよくわかっています。

ただ、そのために患者さんの大事な腸が荒らされ、症状がどんどんネジれて治療しにくくなっているのは事実です。

繰り返し言いますが、抗生物質を否定はしません。それで症状がよくなったケースもあるでしょう。しかし、誰もがそうなるはずはない。患者さん一人ひとりの体質に合った治療法を探っていくべきでしょう。私の実感では、抗生物質を処方することで症状が改善するような患者さんは、そう多くはありません。

治療のつもりが、せっかくの「体のガードマン」ともいうべき腸内フローラを荒らしてしまうのだけは避けるべきでしょう。

ちなみに、食料品に含まれる防腐剤などの食品添加物も、腸内フローラにいい影響を与えるはずがありません。

食べ物の長期保存のために、人は長い歴史の中で、たとえば塩を使っていました。

塩には腐敗菌の活動を阻止するため、彼らの水分を奪う性質があります。それだけではなく、塩漬けにすることで食材の旨みを引き出す効果もあるのです。

自然の中で生み出された、まさに生活の知恵です。

一方、「防腐剤」は、食品を大量生産、大量販売するために、どうすれば安いコストで腐らせず長期間商品として売れるか、を考えて作られたものです。ですから、目的のためには、人体に害を及ぼしかねない物質も入ってくるでしょう。

塩漬けされて作られた発酵食品が腸内フローラを荒らすことはありませんが、

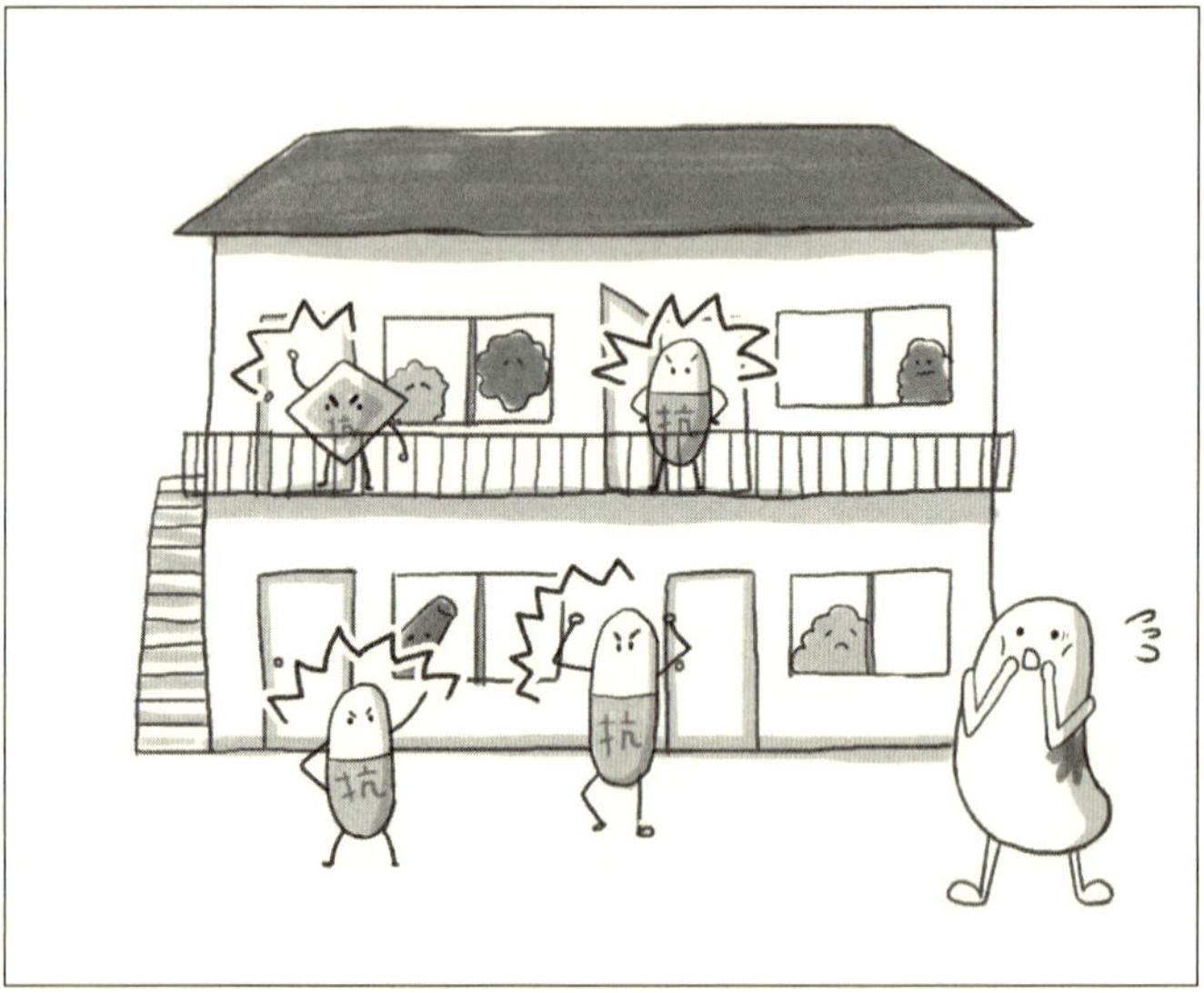

■図16　抗生物質は悪い細菌だけでなく全ての菌を攻撃する

防腐剤が腸内細菌を殺す危険性は十分すぎるくらいにあります。

酒の飲みすぎが腸内フローラに与える影響とは？

まったく「酒飲み」は懲りませんよね。

体にどれだけ悪いとわかっていても深酒してしまいます。私自身はさほど飲みませんが、私の周りにも何人かいます。

「そんなに毎日飲んでいたら、腸内環境が悪くなって早死にしてしまうよ」とアドバイスしても、飲むのをやめません。

飲みすぎが、どう体の、特に腸内フローラによくないのかを簡単に分析してみましょう。

食べすぎもそうですが、アルコールの飲みすぎでも、翌朝、よく下痢になりますね。アルコールが大量に腸に入ると、腸管での水分の吸収がそれによって阻害されます。

アルコールは胃が吸収してくれるために、飲んでも飲んでも、まだ飲めます。ジャースを1リットル飲むのは大変ですが、ビールなら簡単でしょ。

このため、便のもととなる内容物のほうに水分が増えてしまうため、下痢になります。またアルコール自体が小腸を刺激する作用があることも影響しているでしょう。

肝臓がアルコールの分解の方で忙しくなっていて、うまく消化の仕事を出来ないこともあるでしょうし、ビールやウィスキーの水割りなどでは、冷たい水分を大量に摂りますね。それも下痢になる原因です。ツマミで、一緒に食べ物をたくさん摂取して、そちらの消化もうまくいかないため、ということもあるでしょう。

お腹の中は大忙しで、いちいち決まった仕事をこなしていけなくなっているのですね。だからこそ、慢性的に下痢が続く人の中にはアルコールが影響をしている場合が多いのです。あげくに小腸の粘膜がアルコールで傷つけられたりするので踏んだりけったりです。


下痢だけならまだいいのですが、アルコール依存が強くなっていくと、肝臓、すい臓障害から糖尿病をはじめ、さまざまな病気の危険度が高くなっていきます。

また、アルコールをしょっちゅう飲んでいる人がたまに控えると便秘の症状が出るようなら、すでに腸内環境が非常に悪くなっているシグナルかもしれません。大腸がんの可能性だってあります。

悪玉菌も増殖し放題。

「飲むな」とはいいません。ただ、自分の腸内フローラを大事にしたい、健康でいたいと思うなら、ある程度までルールを作って飲んでほしい。

量はもちろん大切です。ビールに換算して、せいぜい中ジョッキ3～4杯くらい。焼酎なら200～300ミリリットルくらいで抑えておけば、腸への影響はあまりありません。

そして、食事と同じで、ゆっくり飲みましょう。胃腸や肝臓に落ち着いて消化作業が出来る時間を与えてあげれば、彼らは粛々と仕事をやってくれます。慌てさせることがいけないのです。

ツマミも脂っこい、消化に手間がかかるものを避ける。しかも、量も抑えて、ギリギリまで食べない。結局、腸内フローラを酷使しない、ということになります。

彼らはあなたの「部下」ではない。「同志」だと考えるべきではないでしょうか。

お腹を冷やす食品は温める食品とコラボで

お腹が冷えてしまうと、腸も硬くなり、便秘や腰痛などの原因になるばかりか、体全体のバランスも壊れてしまう、と前に言いました。

東洋医学では食品を、体を温めるもの、熱をとって冷やすもの、そのどちらでもないもの、と3つの性質に分けています。とするならば、なるべく温めるものを摂って、冷えるものは避けたらいいのではないか、と考えがちですが、そうではありません。

冷やし過ぎるのもよくありませんが、温めるものばかり摂って体を火照らすのも、けっしてよくはないのです。また栄養の面でも、偏食にならず、いろいろな食材を摂取するほうがいいのです。健康とは、偏らず、「体がバランスのいい」状態にあることです。

腸にとっても温めるもの、冷やすもの、中間のものをうまく組み合わせての食事が、腸内フローラを生かす、もっともいい食事法です。

では、いったいどんなものが温めるもので、どんなものが冷やすものか、例をあげてご説明しましょう。これはあくまでも私自身の判定で、異論をお持ちの方もいるかもしれませんが、とりあえずお読みください。

まず海産物です。仮にマグロであれば、お腹を冷やす食べ物なので、ガリ（ショウガ）やワサビなど、温める食べ物を一緒に摂ってバランスを取るといいでしょう。

要するに、体（特にお腹）を冷やす食べ物を食べたら、温める食べ物をうまく組み合わせよう、というわけです。これが腸にももちろんいいのですね。

海産物でいうとイワシ、アナゴ、サケ、カツオは体を温めて、マグロ、ウナギ、カニ、ウニあたりは冷やします。

野菜で言えばピーマン、ニラ、ニンジン、ネギ、ショウガは温めますが、キューリ、トマト、ナス、大根は冷やします。

だからキューリは、ショーガと一緒に食べるといいでしょう。

肉になると、温めるのはトリ肉、牛肉、羊肉、鹿肉あたり。豚肉、馬肉は冷やします。だから豚肉は温めるショウガと合わせて、ショウガ焼きで食べるといいわけですね。

栄養があっておいしい豚肉を、冷やすからといって避けるのはバカバカしいですよね。ショウガとコラボすれば、さらにおいしくなる上に温冷のバランスまで取れるのです。

ややマニアックなところまで進んでみましょうか。

寿司を食べるのでも、「お腹を温かくする寿司ネタ」と「冷たくするネタ」「どちらでもないネタ」をできるだけ交互に食べるようにするのが、腸にはいいのです。

では、分類はどうかといえば温めるネタがアジ、コハダ、アナゴ、サーモン、エビなど。どちらでもないネタはヒラメ、タイ、タコ、イカ、ホタテといった

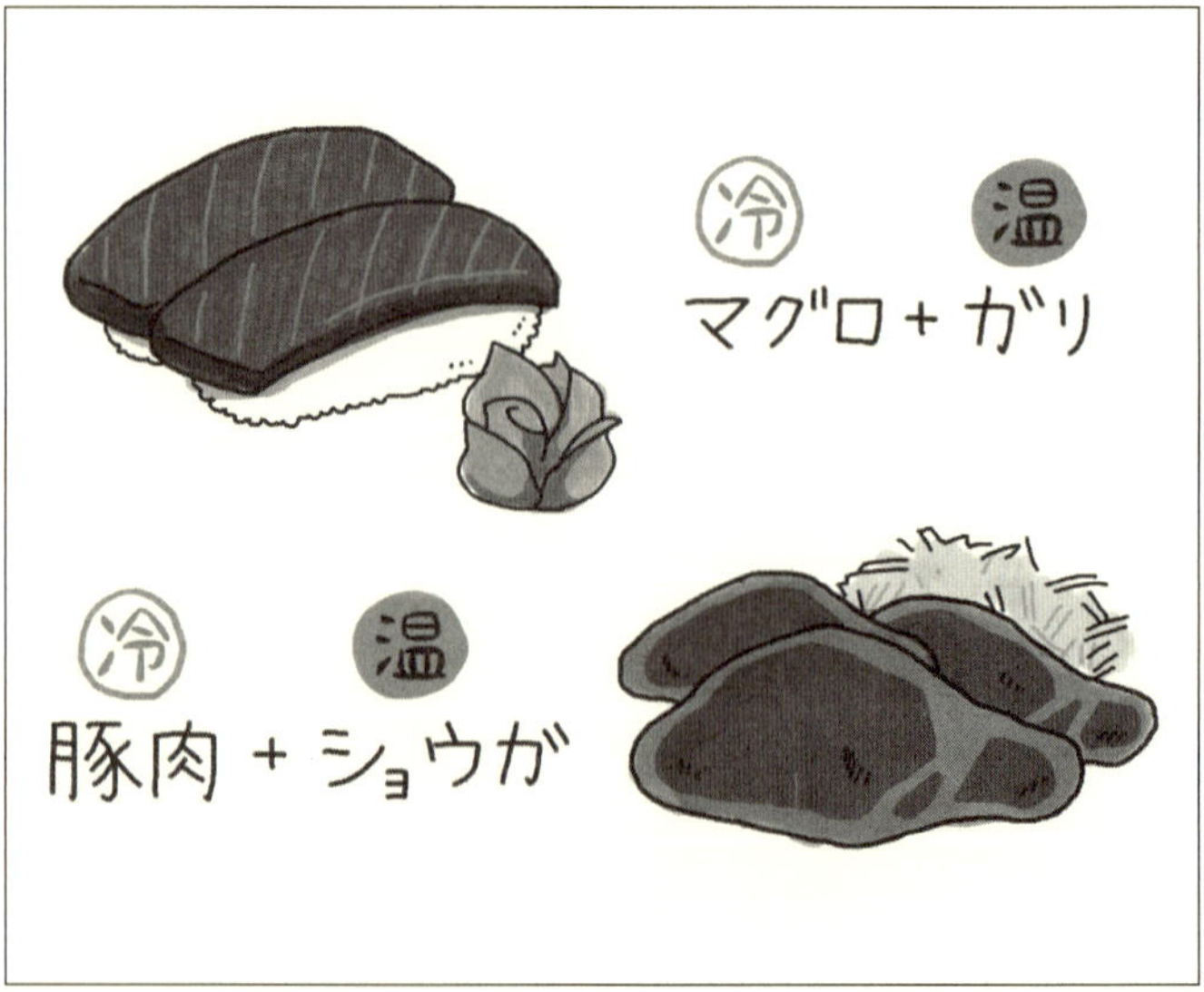

■図17　「冷やす」食品と「温める食品」の組み合わせ

ところで、冷やすネタがマグロ、ウニ、カニ、ウナギ、海苔あたりです。

それで、たとえばこんなふうに食べるわけです。
①スズキ（平）②アジ（温）③赤身（冷）④ヒラメ（平）⑤エビ（温）⑥ウニ（冷）⑦鉄火巻き（冷）⑧中トロ（冷）⑨赤貝（温）⑩大トロ（冷）⑪アナゴ（温）
途中、（冷）が続く⑥から⑧の間は、ガリ（ショウガ）を食べてバランスを取ればいいんですね。

食後のお茶でも、「温」と「冷」はあります。

杜ちゅう茶、ほうじ茶、紅茶は温めますし、緑茶、麦茶はどちらかというと冷やします。

だから、夏、汗をかいた後は緑茶や麦茶がいいし、寝る前はお腹を温めるためにはうじ茶を飲むといいのです。

食べ物にしても飲み物にしても、それ自体の温度とは関係ありません。豚肉は冷やすからといって、火を入れて煮たり焼いたりしたから「温」に変わるとか、熱い緑茶なら「温」になるとか、そういうものではありません。もともとそれ自身が持っているものなのです。

冷やす食材で、最も極端なものといったら、「干し柿」ですね。私が知っている中でも、お腹を冷やす点でこれほどのものはありません。ですから、干し柿はなるべく食べ過ぎず、出来れば温めてくれる食材や飲み物と一緒に摂るように、くれぐれも工夫してほしいですね。

第四章

さらにこうすれば腸内フローラは強く、たくましくなる……生活編

ストレスを溜め込まない、「癒やされた」生活を考えよう

ずっとストレスを受ける主体は脳だと考えられてきました。

まずストレスの原因といえば人間関係や生活全般から受ける精神的原因のほか、騒音や寒さなどから生じる物理的原因、栄養不足などの化学的原因、細菌やウィルスなどによって生じる生物的原因などがありますが、それに反応するのは脳だというわけです。ストレスを感じた脳が指令を出して、心拍数の増加や血圧上昇、食欲低下などが起きるのだ、と。

でも、私はそうではないと思っています。

すでに「精神」と「心」の違いについては、前に書きました。脳はあくまでテレビにたとえるなら「受像機」で、腸を中心とした内臓にこそ、テレビ番組を作る「放送局」がある、と。

ストレスによる「心の疲れ」は、脳よりも、腸管機能の衰弱なのではないか。

「背に腹は変えられない」という格言があります。普通、差し迫った事態のために、他のことを考えている余裕はない、と解釈されます。が、これも、元来は人の「心」

は「腹」こそが主体で、「背＝脳、脊髄」は従だ、とも受け止められます。

脊髄とつながる脳の「精神」思考と腸や腸管による「心」の動きは、しばしば矛盾します。酒好きが、飲みすぎは健康に悪い、とわかっていて、脳では「もうやめよう」と考えても、「心」にある欲望をコントロールできずについつい飲みすぎてしまう、そんな「わかっちゃいるけどやめられない」行為は、まさに「心」の根深さをあらわしています。

日常的ストレスについても、脳と腸では、その受け止め方の深刻さはまったく違います。

たとえば若手社員が上司に怒られるとしますね。それを脳で考えるときは、ただ「上司に怒られる」という現象のみについて想像し、判断します。「理性」という言い方が近いかもしれません。どのように言い訳をしたらいいか、とか。

一方、腸を中心とした「心」では『無意識の感情』とでもいったほうがいいようなものが出てきます。人前で怒られるのは恥ずかしい、とか出世に差しさわるのが恐ろしいとか、その上司を殺してやりたい、とか。

こうした時、人間は悩むあまりお腹が痛くなったり、うつやパニック障害を引き起こすキッカケになったりするのです。

理性は表面的な「意識」の世界であり、「心」はより深い「無意識」の世界ともいえます。だから脳以上に、腸が元気にならなければ、本当の意味での「ストレス解消」にはなりません。


ストレスは腸の機能にも影響が出ます。

排便をコントロールできない排便障害も、多くは強いストレスが要因になります。腸を通って外に出ようとする便の刺激が、それが障害となってうまく伝わらなくなるのです。


そこで大事になるのが、ストレスをうまく解消してくれるリラクゼーション、要するに「癒やし」です。人間は癒やされた時に心身がストレスから解放され、腸の動きもよくなってセロトニンの分泌も盛んになり、リフレッシュされていきます。

この「癒やし」という言葉は'80年代の「癒やしブーム」をキッカケに、あまりにも広がりすぎてしまった感はあります。「癒やしグッズ」「癒やしジャーニー」から、はては「癒やし産業」まで、様々な使われ方をするようになっていった末に、単なる流行語ではなく、一つのジャンルとして定着していきました。
つまりはそれだけ、現代人が「癒やし」を求めていた証でしょう。

そうなると癒やし方も、多彩になっていきます。森林浴から温泉、ガーデニング、パワースポットめぐりから、癒やし系アイドルのコンサートに行って声援を送るなど、これは人によって千差万別です。

これは私はとてもいいことだと思います。皆さんがそれぞれ、自分に合った癒やしのやり方を見つけられるのですから。たとえば国や県から、半ば強制的に「さあ、温泉に入るのが一番癒やされますから、みんな温泉に行きましょう」と言われて行ったって、ちっとも癒やされないでしょ。

代表的な「癒やし」として、アロマテラピーについて触れておきましょう。

これは植物の芳香成分に含まれる薬効成分を抽出した精油を、鼻や皮膚から摂り入れ、癒やしを感じつつ、心身のバランスをよくする治療法ですね。精油の中には、マジョラムなど腸を活性化するものもあります。好みの香りを選んで使えばいいでしょう。

入浴の際に、湯船に精油を入れれば皮膚全体が吸収できますし、アロマポットを使って香り成分を部屋全体に広げて花から吸収するなど、使い方はいろいろです。

病気にかかっていたりすると、症状を悪化させる危険もあるので、専門家のアドバイスを受けるなど、ある程度の注意も必要です。

イージーリスニングの音楽や、川のせせらぎの音などが、心はもちろん、腸にも癒やしを与えるのは確かです。心拍数が下がってリラックスできる上に、懐かしい思い出の曲や音だったら、昔の思い出がよみがえってきて、セロトニンの分

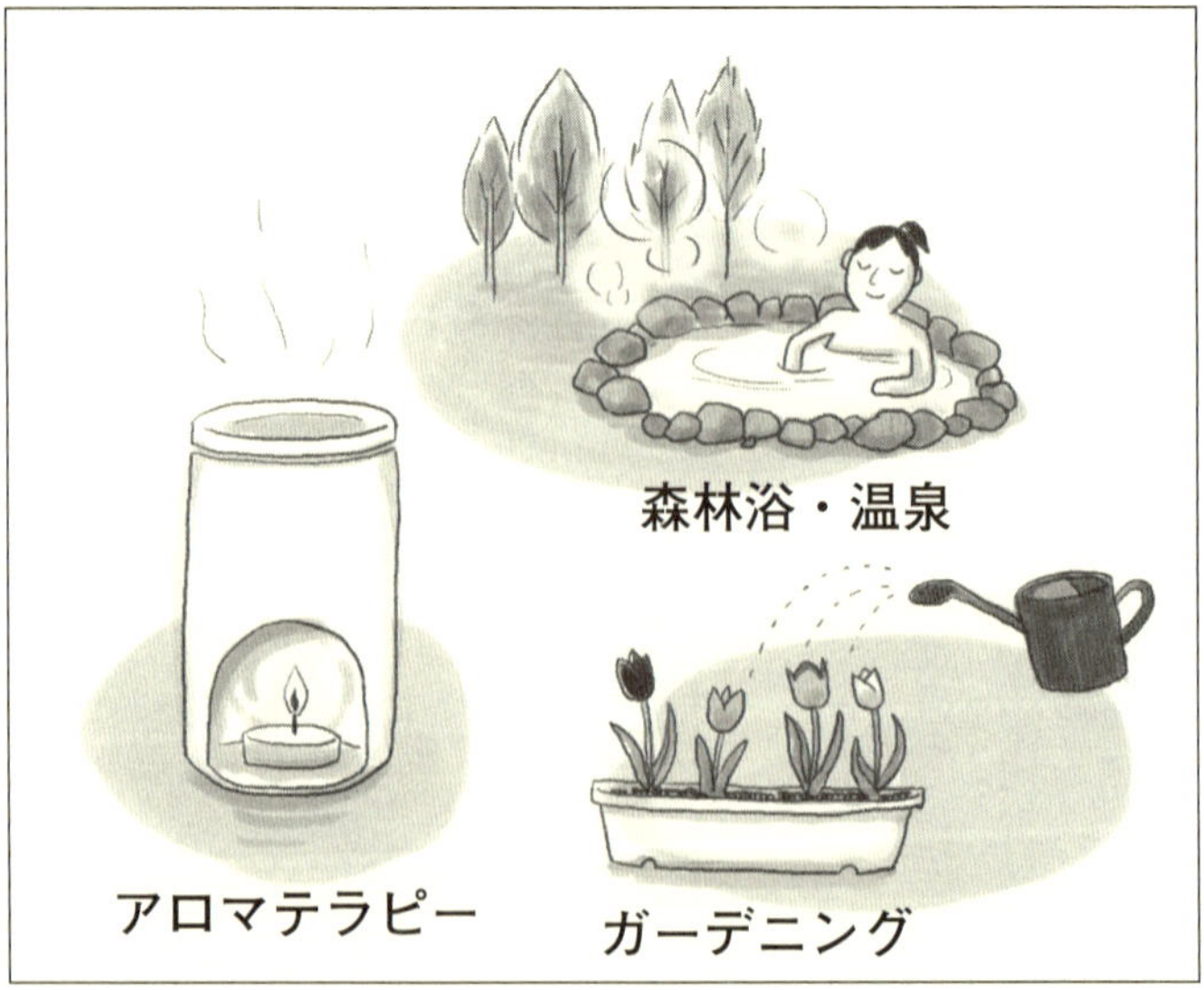

■図18　ストレスを解消し、腸内フローラも元気にする「癒やし」

泌もますます盛んになります。

あくまで、ゆったりとした気分で聴くのが前提です。ハードロックや、昔のイヤな思い出がよみがえってくる曲を聴いても、かえってストレスが溜まってしまいます。

プラス思考がストレスを解消し、腸を健康にするのか？

「癒やし」とは別に、ストレスを溜め込まない最良の方法が、常にポジティブに、「プラス思考」で生きることだ、とよく言われますね。

そうすれば心身は健康なままのバランスを維持できるし、腸内環境も安定する。だからみんな、出来るだけ「プラス思考」で生きていくのがいい、と。

もしもテストの結果が１００点満点の50点だったらどう感じるか？「50点しか取れなかった」とネガティブな「マイナス思考」でいってしまったら、それが「心」にもつながり、腸の働きも鈍っていくであろうし、「50点も取れた」と「プラス思考」で受け取ったら、腸にもいい影響を与えるというわけです。

毎日、「生きていて幸せ」と思えることを見つけて、人と会った時にも、相手の悪いところではなく、いいところを発見し、一日一日を楽しむ。

これにはうなずくしかありませんが、しかし「プラス思考で生きなくてはならない」という感覚は、非常に大きな落とし穴がある気がしますね。

いいんです、体質はいろいろです。どんなに暴飲暴食しても腸が元気な人もいますし、どんな逆境でもへこたれず、プラス思考のまま生きている人もいます。恐らくこういう人の多くは腸も丈夫でしょう。

でも、その人の持っているプラス思考は自然に生まれているもので、「こうならなくちゃいけない」という気持ちから出てきたものではありません。

それがこのごろでは、「マイナス思考では敗北者になる。プラス思考で勝利者になれ」といったような強制的な考え方が、しょっちゅう言われるようになっています。

おかしいですよね。もともとマイナス思考が強かった人はストレスが余計に溜まるのではないですか？

拒食症の患者さんのお腹を触ったりすると、とても強く「こうしなきゃならない」の弊害を感じます。

拒食症の原因は、「ヤセたい願望」が病的に肥大した結果、と単純には言えません。そこには人間関係でのトラブルや、仕事上などでの目標達成が出来ないことへの絶望感など、さまざまな要因があります。

ただ、要素の一つとして、「ヤセなきゃならない」という、世間の価値観に少しでも近づこうとする強い願望があるのは確かです。それがストレスとして蓄積した結果が拒食症だった、ともいえます。

人間本来の欲望である「食欲」に逆らった時点で、腸管にも異変が起こり、お腹を触っても、冷たくて硬い、果たして血が通っているのか、と心配になるような状態になっていきます。

「こうしなきゃいけない」は、腸内環境によい影響をもたらしません。

たとえ自分はなかなかプラス思考になれなくても、「仕方ないか。私は私なんだから」とそんな自然な自分を受け止めるのです。

その上で、無理なくプラス思考になれたら、それもまた受け止める。

誰か、他人に言われたような人になろうとしなくていいんです。

カラオケで腹筋を使うのは、腸内フローラ活性化につながるが……

ストレス解消の一つの手段としてカラオケがあります。

若者層でも、また中高年でも、カラオケを利用して、日ごろの憂さを晴らす人はとても多いですね。

私も、いろいろある癒やし法の中でもカラオケは、腸内フローラの活性化の視点から見ても、非常に効果的なやり方だと考えています。

お腹を使って腹式呼吸で歌うと、腹筋で横隔膜を動かします。この横隔膜自体がほぼ腸の上にあるのですから、動かすのはそのまま腸の元気につながります。カラオケを歌いすぎて腹筋が痛くなった、というのはある意味、しっかり腹式呼吸をしている証拠です。

腹から声を出して歌うのは、マラソンのような有酸素運動であり、血流が活性化して、腸の血行もスムーズになります。したがって、腸内細菌の動きもよくなるし、老化による動脈硬化予防にもなります。

軽くスポーツするようなものですね。

緊張と解放がセットになっているのもいい点です。カラオケは、一人カラオケはともかく、通常まず人前で歌うのですから、それなりに緊張感がともないます。しかし一方で、大きな声を出すと、うっ積が発散できてリラックスする。この両方があるのがいいのです。緊張の先の解放は、ただ最初から解放しているよりも、ストレス解消効果は高いといえます。

だいたい、ストレスを生む要因は、基本的に日々の「日常」にあるわけですね。会社や学校での人間関係の悩み、家庭内のトラブル、仕事での悩みや通勤ラッシュの疲労など、こうした「日常」で積み重なったストレスを解消するには、「非日常」に向かうのがいいのです。

旅行をするのもいい。また、イベントやお祭りに参加するのも、「日常」を離れた「非日常」での癒やしが得られるでしょう。サッカーのゴール裏で声援するサポーターなどは、まさに「非日常」をそこで体験して、ストレス解消をしている姿でしょう。しかし、旅行に行く時間もお金もない、サッカーにも興味がない、そんな人なら、カラオケは、とてもお手軽な「非日常」なのです。

適度に疲れるので、不眠対策にもなるでしょう。

ですが、落とし穴もたくさんあります。

たとえば腹式呼吸ではなく、ノドだけで声を出そうとする歌い方を続けていればノドをいためます。横隔膜も刺激されませんので、健康にプラスになるとはいえません。ノドにポリープができたりしたら、逆にストレスのタネになります。

もっと心配なのが「飲みすぎ」です。カラオケがある場所は「カラオケスナック」にしても「カラオケボックス」にしても、だいたいアルコールがあります。歌えば誰でもノドが渇きますが、それを水やウーロン茶ではなく、アルコールで補っていったりすると、ついつい飲みすぎてしまうことも少なくありません。

タバコの弊害もあります。あなたご本人が吸わなくても、周りの誰かがタバコを吸うと、ずっとその煙を吸い続けなくてはいけません。ここ2〜3年で、さすがにタバコは外で吸え、というルールが浸透しているようですが。

そして、何よりよくないのは、ストレスの原因になっている人間関係をカラオケの場に持ち込んでしまうことです。

たとえば会社の人間と一緒にカラオケボックスに行くとしても、気を使わなくてもいい同僚と楽しむならリラックスできるでしょう。しかし、これに、普段からあまりソリが合わない上司が一緒だったりしたらどうなると思いますか？

リラックスどころか、さらなるストレスの原因にしかなり得ません。大事なお得意先と一緒にいくカラオケも「接待」であって、「癒やし」ではないですよね。はっきり目的を分けて考えるべきだと思います。

それに、自分は音痴で歌なんて大嫌い、という方がムリしてカラオケに行ってもストレスになるのはいうまでもありません。

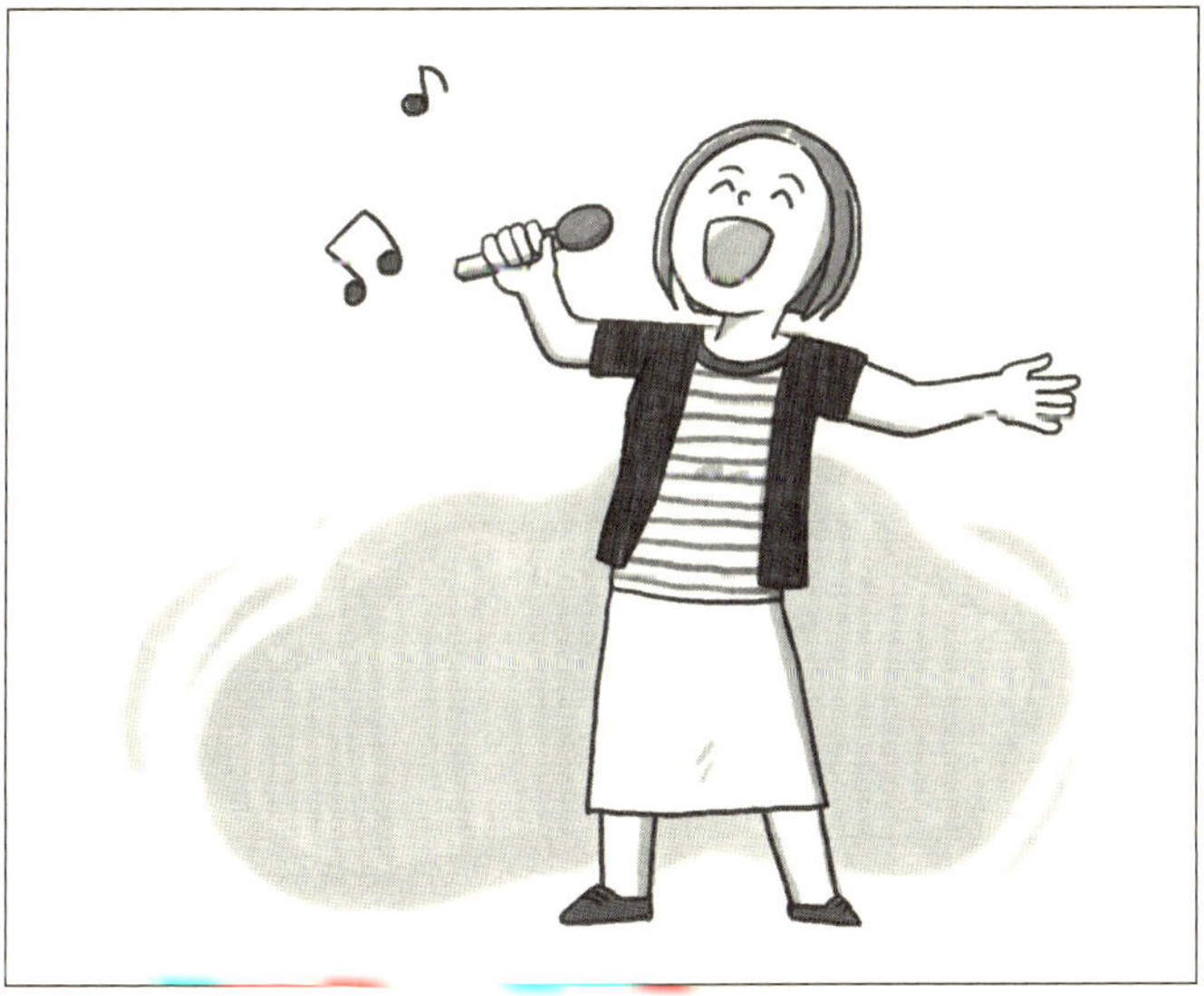

■図19　カラオケで「非日常」の癒やしを

運動不足は、そんなに深刻に考えすぎないほうがいい

世の中はどこか、「運動不足」恐怖症にかかっているようなところがあります。本などには、必ず生活習慣病の原因として「暴飲暴食」とともに「運動不足」が登場します。腰痛や膝痛、便秘などの原因としても「運動不足」が叫ばれます。腸にとってもいいことはありません。

理由はよくわかります。

日常的に体を動かしていないと、腹筋がまず衰えますね。デスクに座ってパソコンばかりで作業している人、姿勢の悪い人などは骨盤も歪んできて、腰も痛くなります。この骨盤のゆがみにより、腸を支えている骨がうまく支えきれなくなり、内臓全体が下がります。さらに猫背で前かがみの姿勢によって、脊柱が曲がり、これもまた腸に深刻な負担をかけてしまいます。

腸や腸内フローラの動きも鈍り、便秘や下痢になりがちになったり、困った状態に陥っていきます。腹筋が弱まれば腸の蠕動《ぜんどう》運動も弱まるので、スムーズな便通ができなくなってしまうのです。

腸の血流が悪くなれば冷えの原因にもなります。

「引きこもり」が人間の心身に悪影響を与える要因の一つも、運動不足だといわれます。

それによって腸の活動も弱まり、腸内フローラの環境もどんどん悪化していきます。運動不足で冷えが生じると、腸につながっていく血管もどんどん冷えていき、悪玉菌増殖につながります。

もっともそういった情報は、あちこちで盛んに聞かされるでしょう。それでジョギングをはじめたり、スポーツクラブに通いだしたりする方も多いかもしれません。

私も何かやらなくては、とあなたも考えるかもしれません。

しかし、そこがまた落とし穴。人間にとって何かを「しなければならない」とするプレッシャーほどストレスがたまることはないのです。

わかりますよね。「お金を稼がなくてはならない」「結婚しなくてはならない」「ヤセてキレイにならなくてはならない」。こうしたプレッシャーによって、どれだけ心身が疲労させられることか。

「健康でなくてはならない」も、現代における、そのプレッシャー要因の最たるものです。

確かに「運動不足」が健康にいいわけはない。でも、だからといって、イヤなのにムリやりスポーツをやる必要性なんてないのです。

ただ、体にどこも異常がないのに、何もしないでジッとしているというのは、逆に苦痛ですし、ストレスも溜まっていきます。このままじゃイヤだな、と感じたら、たとえばまず「家事」をやってみてはどうでしょうか。

掃除や洗濯で軽く体を動かすだけで、運動不足の解消はある程度できるのです。掃除機を使うにせよ、物を片付けたり、家具の間の細かい隙間までチェックしたりするのに、けっこう体を動かすものです。

料理までやればさらにいいですね。メニューを考えて、まず何が食べたいか、ともに便秘気味ならこれ、下痢気味ならこれ、と自分の腸に合った食べ物を考えることはとても有意義なことでしょう。

さらに歩きや自転車などで、近くのスーパーや商店に食材の買い出しに行き、どの食材にどれだけ食品添加物が入っているかをチェックしてみてはどうでしょう。料理も冷凍食品をただレンジで温めるだけではなく、鍋やフライパンを使えば、その出し入れだけでも運動になります。

それすら面倒であれば、ただ歩くだけでもいい。

歩けば腰が動き、一緒に腸も動くので、腸の蠕動《ぜんどう》運動もスムーズになっていきます。スムーズなお通じには腹筋や背筋の力も必要です。中高年の方には、歩いて筋力アップすることはとても腸にいいのです。

歩くのも億劫だ、とお考えでしたら、動かずにジッとしているしかないでしょう。人間には、いろいろな生き方があります。100%の正解なんてありません。ひょっとしてあなたは、「運動すると、かえって健康が損なわれる」特殊なタイプなのかもしれませんし。

「笑い」が腸内フローラにいいとは限らない

「運動不足」の解消が腸にいい、というのは納得できます。世の中が「運動不足恐怖症」になる気持ちもわからないではありません。

ただ、「笑い」が健康にいいので、みんな無理してでも笑わなくてはいけない、とまるで脅迫的な形で「笑い」を強いられるのはどうも納得いきません。

理屈はわかるのです。笑いには糖尿病の血糖値を下げる効果があることや、免疫機能にいい影響を与え、ウィルス感染防止にも力を発揮し、がん細胞をやっつけるNK細胞を活性化してくれる、など、それらは実験データで明らかになっています。

またストレスを軽減し、血圧を低下させ、心臓病のリスクを減らす効果あり、と説く研究者もいます。

腸にもいい効果を見せてくれる、といいます。「腹を抱えて笑う」という腹は腹筋であり、笑えば、その腹筋や横隔膜が盛んに運動するのだから、腸の動きや蠕動《ぜんどう》運動に刺激を与えてくれるというわけです。そうすればより排便もスムーズになって、便秘や腸の不調も改善し、腸内フローラも元気になると。

よく笑えば、お腹や顔などの筋肉が働き、心地よい疲れと精神的なリラックスも得られて不眠にも効くそうです。

どうも、いいことだらけですね。ここまでいわれたら、みんな、ムリしてでも笑わなくてはいけないと思い込んでしまうかもしれない。

どうしてこんなに日本人は、ひとつのことが「いい」となったり、「悪い」となると、そっちに向かって一直線に進んでしまうのでしょう。実はこの本のテーマでもある「腸内フローラ」についても、そうなのです。私は10数年間、腸と腸内フローラの大切さを説いてきましたが、最初は誰にも相手にされませんでした。それが最近急に「あなたの言うことに賛成」という人が増えてきました。やがて風向きが変わると、また相手にされない時代がくるのではないでしょうか。

「笑い」について、話を戻しましょう。

確かに、自然に笑えれば体にも腸にもいいでしょう。しかし、笑いたくても笑う場面のない人間にまでそれを強いるのはどうでしょうか?

少なくとも私は、テレビのお笑い番組を見て笑えません。「腹から笑う」のが腸にいいといわれてみても、そんなに腹から笑えるほどのことに出会ったのも、近頃、記憶にありません。

不運続きで笑う気になれない人もいるでしょうし、おしゃべりして笑い合える相手がなかなか見つからない人もいるでしょう。

決め付けることはないのです。ごく自然に、笑いたければ笑い、とてもそんな気になれない時にはムリに笑わない。

「笑い」がもしストレス解消になるのなら、「泣く」のだっていいでしょう。

カラオケのところでも書きましたが、ストレス解消は「日常」から「非日常」に移る時にできるのです。

「笑う」「泣く」といった、感情を露骨に表に出す行為は、いわば少し「非日常」側に入っていくものです。笑う以上に、泣くことはそうでしょう。「男は人前で泣くもんじゃない」などといわれ、男性にとっては公衆の面前で泣くのがタブー視されているくらいですから。

心身を解放して、腸をリフレッシュするためにも、私は、男でも女でももっと人前で泣いてもいいと考えています。

「規則正しい生活」は、腸内フローラを整える必須項目か？

万人に「笑い」がいいとは限らない、とか、運動不足でもいいじゃないか、とか、世間の常識とは少し違う話を述べてきました。

さてそこで、腸を整えるためには、「規則正しい生活をしなさい」ということに関してはどうでしょう。

これは、腸に関するアドバイスとして、みんな言っていますね。あえて、そこに反論したいところではありますが、残念ながら、そうもいきません。

やはり規則正しい生活を送るほうが腸にはいいのです。

子供のころを思い出してください。学校の始業時間も決まっていたし、給食の時間も決まっていて、別に意識せずに規則正しい生活を送っていましたよね。

そのころ、腸の調子はどうでしたか？　特にカギとなるのは排便のリズムです。ほぼ一日のどの時間にトイレに行き、どのくらいの量の便が出るか、だいたい決まっていたのではないですか？

これこそが、腸内環境を守り、腸内フローラで悪玉菌を増殖させない一番の方法なのです。腸だって、自分が何時から何時まで働いて、何時に休めるかわかっていれば安心でしょ。

大人になって、仕事をやるようになると、不規則な生活が始まり、食事がおろそかになり、不眠になり、ストレスを感じやすくなります。酒も飲むでしょう。すると、腸の動きも乱れ、便秘や下痢になります。つまり、不規則な生活は自ら腸の異変を招く行為なんです。この状況を打破するためには、基本的には、規則正しい生活を送るしかありません。

毎日多忙で、あるいは仕事の関係で、規則正しい生活を送ることが難しい人もいると思います。が、まずは起床や就寝の時間、食事の時間のうちのどれかを、自分なりに固定するようにしてみてください。まず、規則を守るクセをつけていくのです。

そうすれば、一日を少しずつリズミカルに、変えていけるのです。

一番自分の意志で固定しやすいのが起床時間ではないでしょうか。食事の時間や就寝の時間は、どうしても仕事の都合で簡単には決められない。でも、朝起きる時間は、たとえ出社時間が決まっていても、早起きする分には、自由が利きます。

私も朝は4時起床と決めています。夜の10時11時まで仕事をされる方が同じ時刻に起きるのは無理としても、6時くらいなら、なんとかなるのではないですか。

とはいうものの、その起床時間の固定すら、物理的にムリな方もいると思います。

仕事が日勤と夜勤と両方あって、朝9時出勤の翌々日は午後5時出勤、などというシフトが普通に組まれたりとか。

今の時代、24時間、誰かが働いているのは病院やコンビニエンスストアをはじめ、さほど珍しくない光景になっています。そこで働く人たちには、なかなか規則正しい生活は送れないでしょう。

ではいったいどうしたらいいか？　やれる範囲で最善を尽くすことでしょう。

たとえば睡眠については、起床、就寝時間の固定化はムリだとしても、最低限の睡眠時間は確保する。不眠や睡眠不足は、腸を衰弱させます。とにかく、自分の疲労がとれる睡眠時間、これは人によって６時間で大丈夫な人もいれば、８時間必要な人もいるでしょうが、必要な時間分はだけは、しっかりと寝る。

食事の時間もバラバラにならざるをえないとしても、バランスのいい食事は摂れるでしょう。それと寝る前に食べる食事に気を使うべきです。大量に食べたら、消化で手一杯になって胃も腸も疲れ果て、起きた時にはお腹がもたれています。

できるなら、寝る前には食べないことです。

どうしてもお腹が減って仕方なければ、脂分、炭水化物は極力控えて、消化のいい野菜スープやおかゆのようなものがいいでしょう。

それでも起きて胃腸がもたれるようなら、しばらく全体の食事量を半分くらいに抑えたほうがいいかもしれません。

胃腸に負担のかからない食生活と、十分な睡眠がとれていれば、腸内環境はそう悪くはならないでしょう。

腸内フローラが元気になる入浴法とは？

入浴は、基本的に、腸の働きを活性化します。

お腹を温めることで血行がよくなり、腸管の血流も盛んになって腸の蠕動《ぜんどう》運動も活発になります。それで便秘が緩和さ

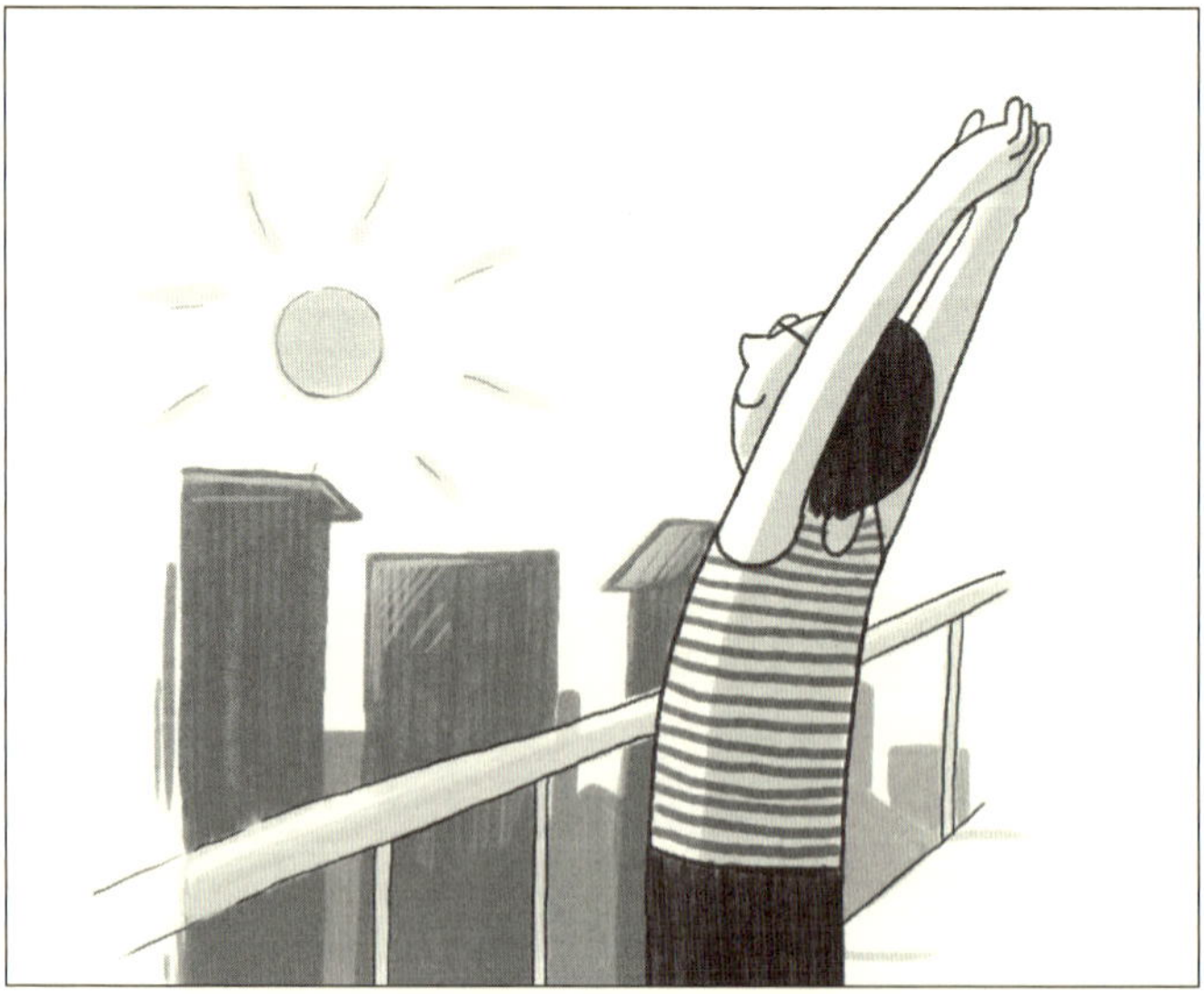

■図20　心地よい朝の目覚めが生む腸の健康

れたりもします。

腸内フローラもお腹の温度が上がれば、元気になります。温度が低いと、たとえ発酵食品などを食べても、うまく吸収してくれなかったりするのです。

入浴はストレス解消、疲労回復のためにも、とても効果的な手段です。

お風呂に入れば、水圧が体にかかって、お腹に適度な圧力が加わります。それにより血液やリンパ液の流れが良くなり、体に溜まっていた疲労感をムリなく取り除いていけます。

浴槽の中での、浮力で体が浮いた感じもいいですね。一日ずっと支えていた体の重さから解放されるだけでもリラックス効果があります。

お湯を熱くすれば、交感神経が刺激されて気合が入りますし、ぬるくすれば副交感神経が働いて、じっくりと体を休ませてくれます。温度を調節すれば、異なる目的で活用できる点も、ありがたいですね。

アロマと合体させて、「癒やし」効果を高めてもいいでしょう。

ただ、腸の元気を前提とするなら、熱い湯船に短時間入る、といった入浴の仕方はあまり感心できません。「カラスの行水」ではないですが、短い時間でさっと入ってすぐに出てしまうのは、これから活動開始のスイッチを入れる分にはいいかもしれませんが、お腹が温まるヒマがないし、湯船の中と外の温度差が響いて風邪を引いてしまうかもしれません。

腸のケアをするためには、ある程度長くお湯につかり体温をじっくり上げるほうがいいでしょう。長湯ですので、お湯の温度は熱くしすぎず40℃くらいが適温です。

便秘の方なら、湯船の中で、お腹をマッサージしてみるのもいいかもしれません。ただあくまで便秘向けで、下痢気味の方ですと、腸の働きが活発になりすぎて、さらに症状が進んでしまうかもしれません。

半身浴も試してみる価値はあるでしょう。

だいたいおへその少し上くらいが浸かる程度にお湯をはり、20～30分くらい浸かってください。体がぽかぽかと温まり、お腹から全身までをケアをしている感覚を得られます。

注意すべきは、ずっと一定の温度を保つこと。ぬるめのお湯が、やがて冷めてしまって、体まで冷えてしまったら、元も子もありません。

半身浴は血行をよくして代謝を促すために、体全体を温めてくれます。温熱効果も持続するため、心地よい眠りも与えてくれます。

足湯や手だけの入浴もおすすめです。こちらもまた血行促進がのぞめます。手の入浴も、場所が心臓に近いこともあって、手で温まった血液が心臓にはやく届き、全身に行き渡るのが、体を温めるのに効果的です。

どちらも、くれぐれもたっぷり時間をとって行うのが肝心です。3〜4分やったくらいでは、体は温まりきりません。

また、注意点としては、食事の前後30分くらいの入浴は避けたほうがいい、と

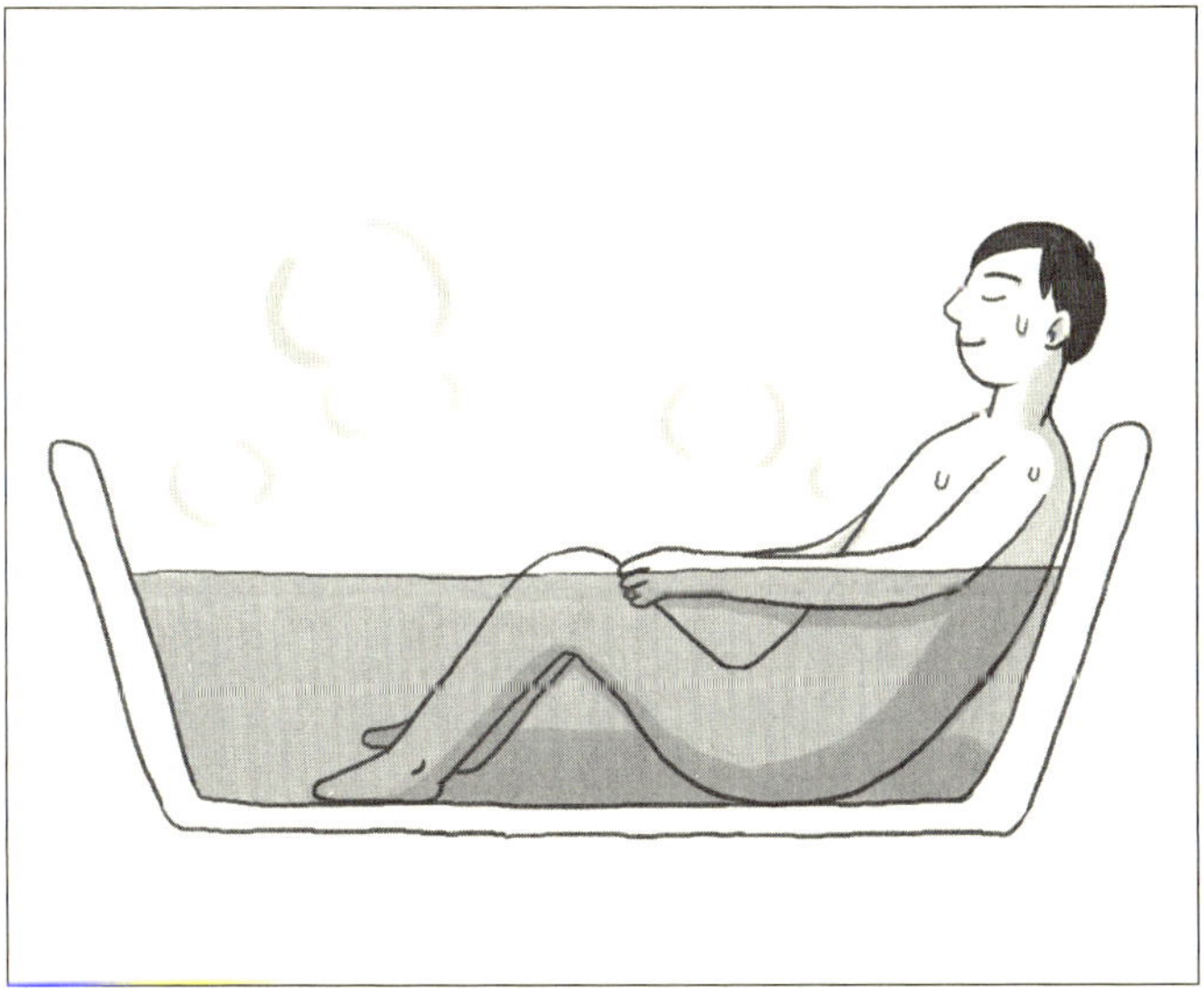

■図21　半身浴はできるだけゆっくりと

いうことです。

お風呂に入れば、血管が拡張して血流がよくなりますが、一方で、食事をすると食べたものを消化するために胃、腸などの消化器系にたくさんの血が流れます。食前食後に入浴すると、本来、消化で使われるはずの血液がほかに回ってしまうため、消化機能の働きが鈍ってしまうのです。

また、酒を飲んだ後の入浴も出来るなら避けましょう。血液が体表に集まって、血液循環が乱れるため、血圧低下、心拍数増加などで脳貧血、不整脈などを起こす危険がありますし、酔って足元が乱れてつまずいたり、転んだりする危険もあります。

日光浴が腸内フローラに与えるメリットとは？

「日光浴」については、いささか「笑い」とは逆に、ここ最近は健康法としての評判は下降傾向にあるようです。

かつては、特に子供などは家に閉じこもっていては病気になる、日光のもと、外で思い切り遊ぶのが体にはいい、とされていました。

ところがどうも風向きが変わっているのです。

日光に含まれる紫外線が皮膚がんや白内障の遠因になる、とも、アトピーなどの皮膚炎の悪化を招く危険性がある、ともいわれてきました。

エアコンの使用などで生まれるフロンガスがオゾン層を破壊し、人体に悪影響を与える紫外線の量が増えている、などと騒がれたこともありましたね。

紫外線がシミ・そばかすの原因で、お肌に大敵！　として特に女性の間で「紫外線対策」をされる方も多くなってきていますし、皮膚がんの原因と指摘する向きもありました。ただ、明らかな因果関係が認められたわけではありません。

最近では、日光の下で遊ぶ子供自体が、昔に比べて激減しています。私たちの子供時分といえば終戦直後なのですが、紫外線などといった言葉は一切知らず、隣近所の子供たちみんなが集まって野山を駆け回っていました。

しかし今はイナカでも、なかなかそうした光景を見ることはなくなりました。

さて、そんなに紫外線が怖いのなら、日光浴はやめた方がいいのか？

いいえ、やめるべきではないでしょう。腸に与えるメリットは、ただお腹が温かくなる、といったものだけではないのです。

日光に当たり、適度な紫外線を浴びるとビタミンD、別名「サンシャインビタミン」が生成されます。

これがとても役に立つのです。

ビタミンDとは、骨を作る根本になるカルシウムの吸収を助けるビタミンです。だから、たとえ口からたくさんのカルシウムを摂取しても、ビタミンDが足りないと腸などがちゃんと吸収しません。歯が弱くなったり、骨粗しょう症になりやすくなります。

カルシウムには胃腸の筋肉を強化する役割、ビタミンDには腸で作るセロトニン、ドーパミンの放出を促す役割があります。

つまり、日光浴には腸の働きを活性化するとともに「心の病」も改善する効果があるのです。

ビタミンDは腸の働きをケアするだけではなく、腸内フローラも、ビタミンDのスムーズな吸収のためのケアをしています。研究結果によれば、乳酸菌の活動が増えて活発になるほど、ビタミンDの吸収量が増え、ビタミンDの摂取量が減ると、腸内環境が悪化して悪玉菌が増える、といわれています。

持ちつ持たれつ、ということなのでしょう。

でも、これも体質次第ですよ。特別に紫外線の弊害が出る体質の方も実際にいるのです。そういう方々にとって、時に命にかかわるケースもあるわけですから、決して、万人に「日光浴は体にいい」とは言い切れません。

腸内フローラを強くするセルフマッサージとは？

東洋医学では、エネルギーの流れが集中するポイントを「ツボ」といいます。

針灸、指圧などは、そのツボを刺激す

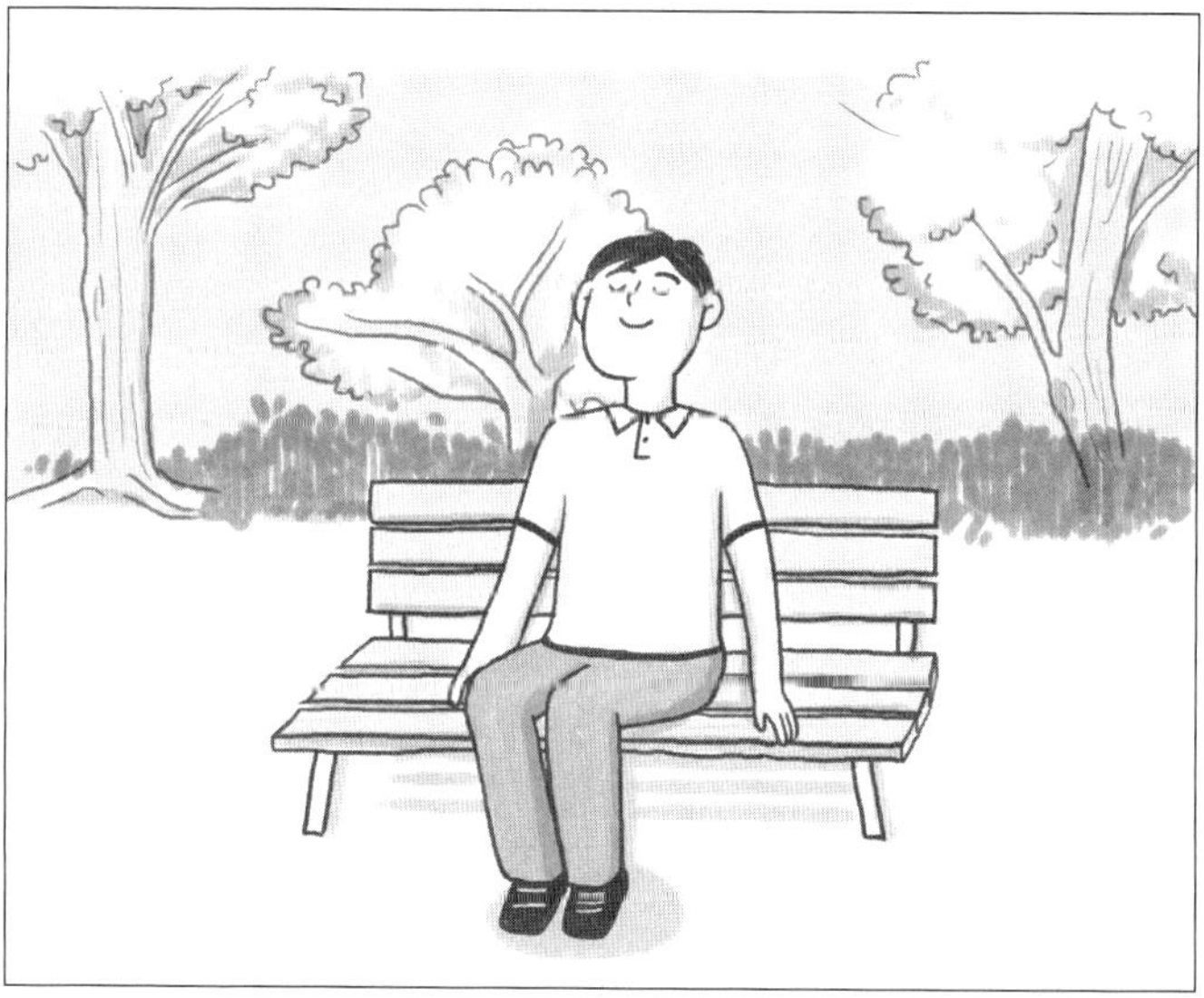

■図22 「サンシャインビタミン」を生成する日光浴

ることでエネルギーの流れを改善して、体のバランスを取る方法がとられていますね。

こうしたツボ押しなどを自分で行う「セルフマッサージ」も、腸をやさしく刺激し、スムーズな排便をするためには効果的な方法といえます。

ごく簡単に、腸内フローラを元気にするマッサージ法についても紹介していきましょう。

朝起きた時か寝る前、どちらでもいいのですが、その両方でお試しになると、とても効果があります。とにかく体がリラックスした、緊張感があまりない状態で行うのがいいのです。また、このマッサージは「押す」というより、「さする」くらいの力でやっていただいて十分です。

できればベルトははずし、パジャマ、ジャージなどのゆったりした服装でやりましょう。

1回につき、2~3分もあればできます。

まずベットや布団に、リラックスしたまま、横になります。

そして、両手を丹田のあたりに軽く当てて、あたためます。この「丹田」とは、東洋医学で体のエネルギーをつかさどる場とされる、へそ下3センチくらいのツボです。体のエネルギーを司る、最も重要な部分といわれます。これをだいたい7秒間くらい。ゆっくりと深呼吸をしながら次第に温まっていくお腹を感じましょう。

続いて、左右の手を、おへそを中心にした円を描くように少しずつ上にさすり上げます。これを3回行います。

おへその下も軽くさすります。丹田からおへそまで指を少しずつ上にさすり上げていきます。これも3回。

左右の手をそれぞれ左右のわき腹に軽く当てます。それをまた少しずつ上にさすり上げていきます。やはり3回。

片方の手を腹筋の上側、みぞおちのあたりに軽く当てます。もう片方の手は丹田の下、恥骨の真ん中あたりに軽く当てます。それで、腹筋の上側にある手は上にさすり上げ、丹田の下の手は下にさすり下げていきます。これも3回やってみてください。

硬くなっていた腹筋が、心地よくゆるんでいきます。

非常に簡単なマッサージです。

これを実行するだけで、腸内フローラの働きも活発になり、セロトニンの生産も増えるし、お腹の血流にもいい影響を与えます。血がサラサラになり、お腹の血流がよくなれば、体全体の血流もよくなっていきます。
もちろん強制はしません。やってみようという方だけやればいいです。

腸内環境の大敵である便秘にも、セルフマッサージの方法があります。簡単にいえば、「便がつまりそうな場所をほぐす」ということです。

実は、便秘になる原因の中でも、最も深刻なのが、大腸がねじれたり、微妙に折れ曲がっていたりすることなのです。しかも、こうした腸は欧米人と比べて日本人に圧倒的に多いとか。

もともと肉食系の欧米人と穀物や野菜などがメインだった日本人の腸を比較すると、日本人の方が長めなのは事実なのですが、遺伝子的にも、腸のねじれが起きやすくなっているようです。

当然、ねじれや折れ曲がりがあって腸管が狭くなった部分には便が引っかかって詰まりやすくなり、便秘になってしまいがちです。

やがて便がたまった大腸はさらに長くて太くなり、ねじれもひどくなって便秘が慢性化していき、最悪の場合は腸閉塞にまで発展したりもします。

ことに便が通りにくくなっているのが、
①左腹部にある下行結腸
②下腹部にあるS字結腸
③左胸の下にある横行結腸と下行結腸のつなぎめ
の3カ所です。（図23参照）
ですから、それらの部分に手をあてて温めた後、ゆっくり円を描くようにさすれば、便秘は軽減されるでしょう。

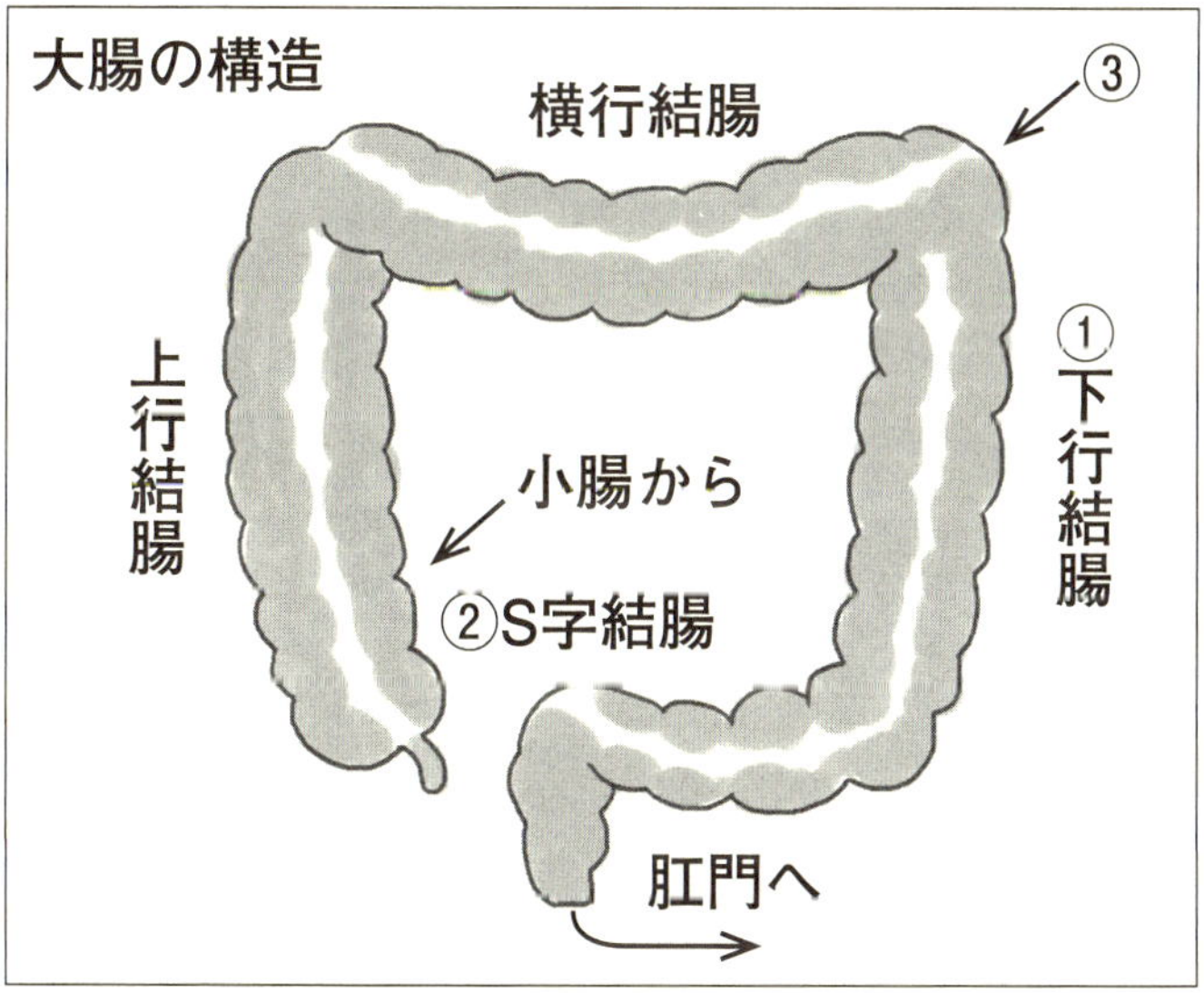

■図23　食物は小腸から大腸（上行結腸→横行結腸→下行結腸→S字結腸）に送られ、最後に肛門から便として排出される

腸の相談をするなら、東洋医学医師もいいのでは

私は西洋医学の勉強をし、しばらくはそれをもとに患者さんへの治療をした後に東洋医学に転じた医師です。

だからといって、西洋医学を否定するわけではありません。救急医療については明らかに西洋医学の方が東洋医学よりも優れていますし、伝染病の細菌の研究なども、ずっと優れています。臓器移植のように、本来なら生命を失っても仕方ない患者さんの生命を救える新しい治療法もどんどん開発されています。

それはとても素晴らしいことです。

ただその一方で、私なりにいくつかの問題点も感じました。

たとえば、まず何より先に「病名」を特定して、それにあった治療をし、薬を処方することです。仮に「うつ病」と診察すれば、個々の人たちの体質をさほど考慮せず、とりあえず「抗うつ剤」を与えてしまうし、頭痛なら「頭痛薬」、風邪なら「風邪薬」と、割合機械的に与えてしまう傾向が強い。

また、その病名を決めるのでも、判断基準は検査で出た数値です。本人に自覚症状

がなくても数値が高ければ「病気」、いろいろな自覚症状があっても数値が正常なら「健康」になってしまう。

アレルギーやアトピーにしても、その体質を改善することより、まず目先の皮膚や鼻などの薬を処方して、目に見える部分の症状だけ治そうとするケースが多いのです。

このやり方にメリットがあるのは認めます。薬をある程度量産して、それに合いそうな多くの患者さんたちに使ってもらえば効率的な利用が出来ますし、一人あたりの薬への出費も安くて済むでしょう。それに、ある程度のマニュアルができているので、キャリアや技術に依存する部分が少ないため、「腕のいい」医師と「よくない」医師との差がさほど見えません。

いってみれば、レディーメイドの服に近いのです。

そこへ行くと、東洋医学は、どうも効率は悪い。

すべての患者さんの体質は、ひとりひとり違う、だからまったく同じ治療はできない、というのが前提なのですから。

まず診察に時間がかかる。それに薬の処方でも、それぞれに合った漢方薬を調合するのですから、これは手間がかかる。

その上、弱ったことに、医師のキャリアや技術による落差も激しいわけです。一定のマニュアルがないために、経験と、その医師の独自の勘がものをいってしまうところがある。

西洋医学がレディーメイドなのに対して、東洋医学はオーダーメイドで、一種、職人的なのですね。

明治維新から、日本はもっぱら西洋至上主義でやってきました。ただ、どうも近年は、西洋医学的なものばかりでなく、東洋医学の姿勢も大事なのではないか、と私は強く思っています。

戦争中であれば、戦場での兵士や空襲で生じた人々の傷を治さなくてはいけないし、衛生状態が悪い時代なら、伝染病の蔓延を防がなくてはいけません。緊急の外科手術だってなくてはなりません。

でも、今の日本を見ていると、そうした緊急なものだけでなく、アレルギー体質、メタボ体質といった、緊急とはいえないが、じっくり体質そのものを改善しないといけない患者さんたちが、とても増えています。

こういう分野は、オーダーメイドの方がいいのではないか？

ひとりひとり体質が違うのを前提として、たとえば同じアレルギーの患者さんでも、いったいどこに原因があるのかをマンツーマンで診察していき、便秘を治せばいいのか、血流を整えたらいいのか、考えつつ、漢方薬の処方をしていくわけですから。

人の体の「根っこ」は腸、と言い続けている私にとって、体質を変えていくのは、まず腸をよくしていくことにほかなりません。ですから、私は徹底的に「腹診」によって患者さんひとりひとりのお腹を診る。脈を診る「脈診」中心の人もいるし、東洋医学は医師もいろいろです。

ただ、患者さんの側も、西洋医学だけが医学だとは思わず、もっと気楽に東洋医学の門も叩いていただきたい。

少なくとも、「まえがき」に書いた漢方の医師・吉益東洞の言葉でも分かるとおり、東洋医学の側はずっと昔から腸の働きには着目していたのですから。

「仲間」である腸内フローラには、毎日、「ありがとう」とお礼をしよう！

腸内フローラは、私たちの「仲間」です。

まったくこんなに頼もしい仲間はいません。大したものです。毎日、食べたものを消化、発酵して人の体や心に有益な物質を作り出してくれる上に、体に悪い影響を与える病原菌などが入ってこないようにストップしてくれる。

ここまでやってくれる存在があなたのまわりで、果たしていますか？　両親をはじめとした家族でも無理でしょうし、ましてや友人でも、こんなにあなたのために働いてはくれません。

だったら、家族になったつもりで、毎日、挨拶してみたらどうでしょうか。

普通、皆さんも、朝起きたら家族に「おはよう」、寝る前には「おやすみ」といいますよね。この挨拶はとてもさりげないですが、心地よい一日を過ごすためにはとても大切です。

一人暮らしで、その挨拶が出来ないのが寂しいからと、わざわざペットを飼って、ペットに挨拶している人もいるくらい。

生きている実感と連帯感、相手に対する愛情を確認しあう行為ともいえます。

ペットに挨拶するのなら、自分の体にいる腸内細菌たちにも、一言挨拶するのは当然といえば当然ではないですか。

まず、朝の挨拶は、これから通勤、通学のために出かけなくてはならないというプレッシャーで、いささか慌ててイライラしている気持ちを落ち着かせてくれる効果もあります。

イライラ、焦りは、腸内フローラの大敵。さらに駅につけばラッシュでイライラ、となったら、ますます救われません。

朝、食事のあとにトイレにいく習慣があれば好都合。そこで、腸の中の腸内フローラと、排泄されてきた便の中の、すでに現役を終えた腸内細菌たちとに、まとめて、挨拶をすればいいのです。出来れば、後者には、「おはよう」とともに、「どうも、ありがとう」と言ってあげたいですね。

ペットだって、言葉は通じなくても、気持ちは通じます。腸内フローラだって一緒です。

「顕微鏡でしか見えないような存在に、いちいち挨拶するなんてバカバカしい」と思ったら、それは相手にも通じるのです。

だから、夜、寝る前も、挨拶を忘れてはいけません。

「おやすみなさい。今日一日、ありがとう」

いつも腸や腸内フローラを意識して感謝の気持ちを持ち続けるのです。そうすれば、たまに飲みすぎてしまって、

「ごめん。きょうは悪いことしたね」

と謝ると、「ま、しょうがないな」と許してくれるかもしれません。

会話があなたと腸内フローラとの連帯

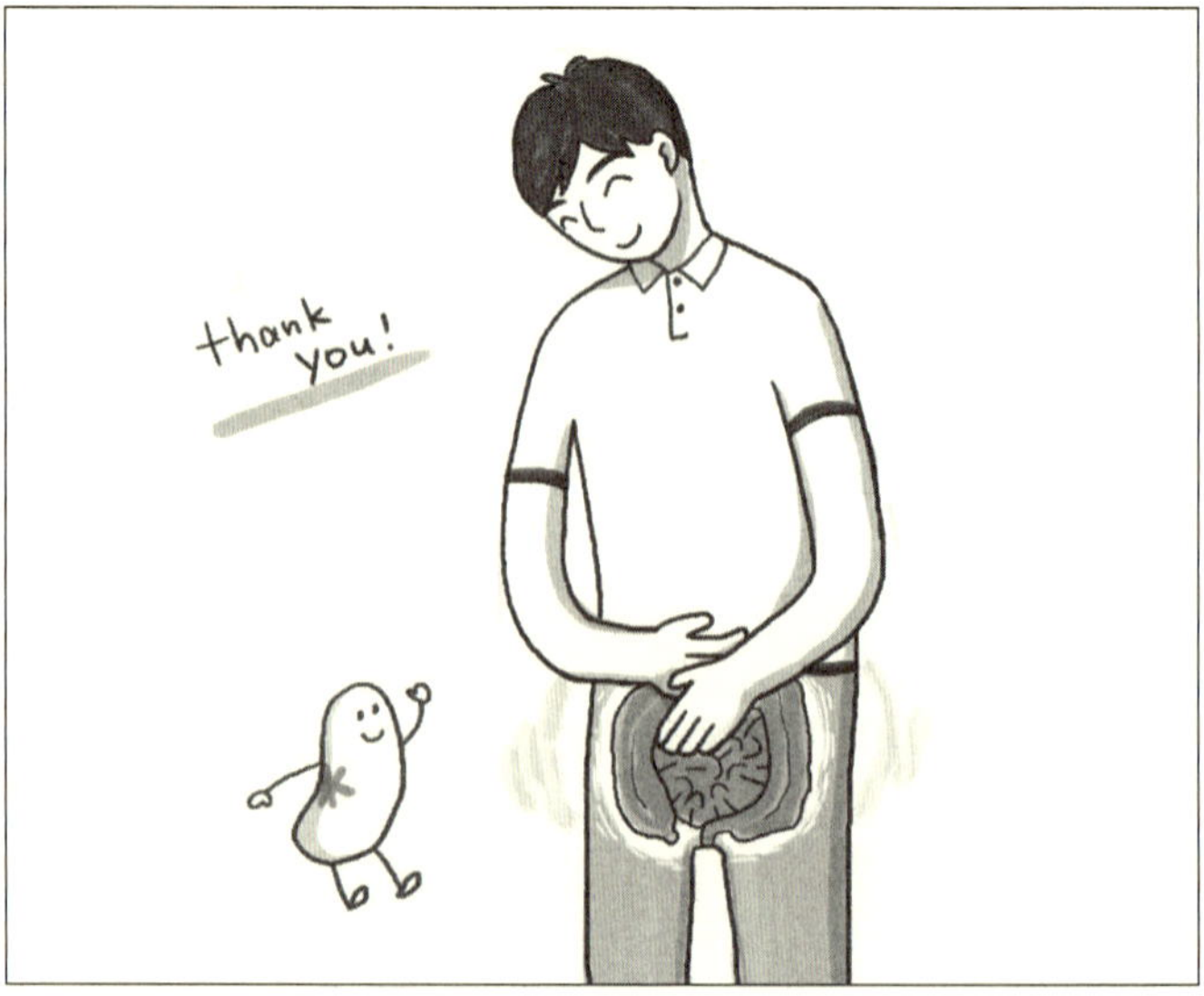

■図24　腸内フローラには、毎日、感謝の言葉を

感をさらに深めます。そうしたら、彼らの方だって、あなたのためにもっと働こうとするでしょうし、あなたも「大切な仲間」が苦しまないように、と暴飲暴食を控えるようになるでしょう。

それがあなた自身の心身の健康につながるのですから、素晴らしいことではないですか。

「ありがとう」のひと言、まず忘れずに。

あとがき

いきなりですが、人類は1600年程前に、すでに「腸内フローラ」の存在や仕事に気付き、仏典に、それを記載していた、としたらどうお感じになりますか？

ウソではありません。本当のことなのです。

仏教の【大乗】経典『大般涅槃経』（だいはつねはんきょう）に、発酵食品には五つの段階がある、と書かれております。まず原料である牛乳そのままの状態の「乳」。「酪」はそれが発酵してできたヨーグルト。「生酥」は味噌や酒の状態で、「熟酥」はブルーチーズ、酢など、さらに発酵が進んだもの。

そして最終段階として出てきたのが「醍醐」なのです。今も最高に素晴らしいことを「醍醐味」といいますが、その語源です。醍醐を食べると総ての病気が治る、とさえ記載されています。

実際に平安貴族はその「醍醐」を食べた、とされていますが、製造方法も中身もよくわかっていません。外から摂取して食べる健康食品のようなもの、と考えると、どうも今一歩、正体がよくわからないのですね。

ところが、この「醍醐」と「腸内フローラ」の働きとを重ね合わせると、ピッタリとハマるのです。もともと人の体の内側にあって、食べ物を菌の力で限界まで発酵させ、生成した物質をもとに心身のあらゆるバランスの崩れを正して健康へと誘う。

人の腸の中にある腸内フローラこそが発酵の最終段階である「醍醐」を生成しているのではないか？

あくまで推測です。断言はできません。


私は今、恐らくそれほど偉大な働きをしているであろう腸内フローラを整えるため、東洋医学医師として、漢方薬による治療を行っています。

漢方薬には、大まかに言って「血流をよくする」「水分を調節する」「温度を調節する」の三つの効能しかありません。それをいろいろなバリエーションで組み合わせつつ、どの患者さんの腸にも対応できる、「あなた一人だけのための」薬を処方するのです。

「ぬか床」において十分に発酵菌が働かなくてはいい漬け物ができないように、腸という「ぬか床」も、腸内フローラの働きがなければ心身のバランスを保つことができません。

食生活と日常生活、それに漢方薬でしかひとりひとりの腸と腸内フローラを整えることはできないし、即効性のある特効薬はない、と思っております。

醍醐と漢方薬については、また機会があれば、じっくりと語りたいと思っています。

長崎の「イナカ医者」の本を、東京の出版社であるぶんか社さんに出していただくというのは、私にとってもこの上もなく名誉であり、嬉しいことです。編集の今晴美様、矢澤篤様、誠にありがとうございました。

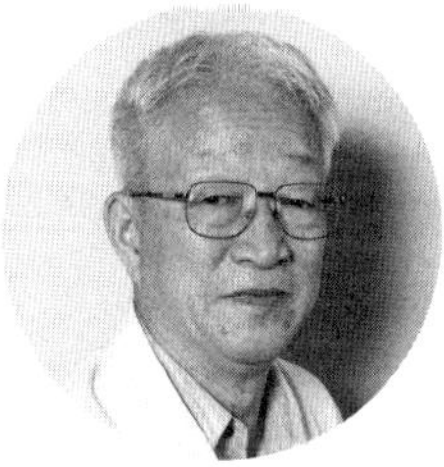

田中保郎（たなかやすお）

昭和17年生まれ。長崎出身。昭和42年長崎大学医学部を卒業し、同大学第２外科入局。腹部外科、脳外科を経て、麻酔科にて麻酔科標榜医の資格を取得。

長崎労災病院の外科部長、長崎県松浦市民病院の副院長などを経て、昭和54年、長崎県諫早市にて開業。その治療の実績を見込まれて三菱電機・長崎支店の嘱託医も勤める。

東洋医学の素晴らしさに目覚めた後、平成19年、西諫早病院・東洋医学外来の担当医となる。平成25年、『主治医が見つかる診療所』（テレビ東京系列）に出演し、話題となる。

腸が変われば人生が変わる
驚異の腸内フローラ
2015年6月10日　初版第1刷発行

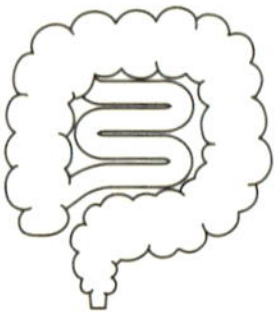

著者　田《た》中《なか》保《やす》郎《お》

構成・編集協力　株式会社山中企画

発行人　甲斐健一

発行所　株式会社ぶんか社
〒102-8407 東京都千代田区一番町29-6
☎03-3222-5156（編集部）
☎03-3222-5115（出版営業部）
www.bunkasha.co.jp

印刷所　図書印刷株式会社

Printed in Japan　ISBN978-4-8211-4409-9